中华医学会妇产科学会主任委员
北京协和医院妇产科名誉主任
郎景和院士为本书题字

仅仅做个好医生，还不是一个好医生。
好医生要做的还很多，比如人文关怀、科普宣传。

郎景和

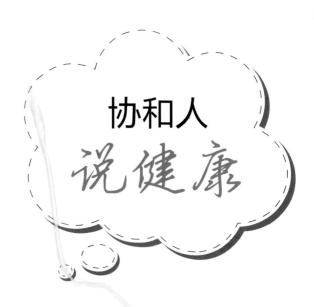

协和人
说健康

主　　编　马超　　　金涛
副主编　茅枫　　黄晓明　　尚云鹏
执行主编　李晗歌

编　　委（按姓氏笔画排序）
马　超　　　王良录　　　冯唐　　　刘凤林
李晗歌　　　李德志　　　李乃适　　　肖丹华
陆菁菁　　　陈蓉　　　茅枫　　　尚云鹏
金　涛　　　金永明　　　赵栋　　　赵宏
钱　军　　　黄晓明　　　黄钟明　　　蔡建芳

编写秘书（按姓氏笔画排序）
张志宇　　　徐菁　　　贾梓淇　　　高学敏

人民卫生出版社

一盎司的预防，胜过一磅的治疗。

——北京协和医学院公共卫生学建系主任
兰安生（John Black Grant, 1890—1962）

曹 斌 1965级

郁 琦 1981级

王良录 1985级

肖丹华 1989级

陈 蓉 1989级

茅 枫 1990级

龚晓明 1990级

马 超 1991级

陆菁菁 1991级

钱 军 1991级

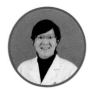

黄晓明 1991级

黄钟明 1991级

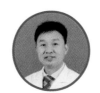

蔡建芳 1991级

刘凤林 1992级

李乃适 1992级

尚云鹏 1992级

金 涛 1992级

赵 栋 1992级

麻浩波　1992 级

金永明　1993 级

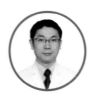

王　迁　1994 级

周海涛　1995 级

赵　宏　1995 级

赵晓辉　1996 级

赖兴建　1998 级

王　含　2000 级

曹　玮　2000 级

李晗歌　2004 级

狄　潇　2004 级

舒　畅　2004 级

郑西希　2006 级

李　菁　2011 级

何蒙娜　2012 级

张志宇　2012 级

张明子　2013 级

徐　菁　2013 级

高学敏　2013 级

贾梓淇　2014 级

百年九号院，健康中国梦

　　1917 年 9 月，北京协和医学院奠基及开工典礼在紫禁城边的东单三条九号院（原豫王府）隆重举行。美国洛克菲勒基金会以当时世界上所能达到的最高办学标准投入巨资，医院终于在 1921 年落成并开幕。建院伊始，北京协和医学院就致力于将当时西方的先进医学引入中国，努力提升整个中国社会的健康水平，而这一目标是不可能离开健康科普工作而实现的。

　　建校百年以来，北京协和医学院虽然一直秉承"高进、优教、严出"的精英医学教育理念，但绝不意味着自居于象牙塔内，高高在上，脱离群众。早在 20 世纪 20 年代的初创时期，协和医学生就组织了"丙寅医学社"，并出版了《丙寅周刊》，在 20 世纪二三十年代被誉为"医学革命的宣传阵地"，在当时良莠不齐的健康科普界卓尔不群，对社会的影响十分深远，为现代医学在中国的传播和中国人民的健康作出了不可磨灭的贡献。北京协和医学院的第一位公共卫生学教授兰安生（John B. Grant）有句名言被后世奉为圭臬："一盎司的预防，胜过一磅的治疗。" 1925 年，兰安生创办了"北平第一卫生事务所"，成为集社区卫生服务、预防医学教育和研究为一体的原创性示范项目，直接影响了半个世纪后世界卫生组织《阿拉木图宣言》（1978）倡导推动的初级卫生保健，兰安生也被誉为"初级卫生保健之父"。在兰安生的影响下，协和八年制毕业生陈志潜怀着医学救国的梦想，于 1932 年创建了"定县公共卫生模式"，成为后来的农村三级医疗卫生保健体系的典范，陈志潜也被称为"中国公共卫生之父"。在后来的协和毕业生中，有相当一部分人从事了公共卫生和卫生管理工作，成为了协和的一个优秀传统。

　　1979 年恢复高考后，协和重新招收八年制医学生，到现在已接近 40 年。当年的这批莘莘学子现在已经成为国内外很多高水平医疗机构，尤其是协和系统各大医院和研究所的中青年骨干。他们在百忙之中时时不忘健康科普工作的重要性，创作了一篇篇字字珠玑的科普小品文。这些文章追求的不是功利，而是向全社会普及健康理念；我作为他们曾经的校长，深深为这些举措感到高兴。

百年时光转瞬飞逝，今天的中华大地上正在发生着日新月异的变化。医疗卫生工作的重要性与日俱增，而健康科普在其中的重要性是不言而喻的。在全面建设小康社会、致力于实现"健康中国梦"的今天，医学科普工作的意义重大，影响深远。然而科技与社会的飞速发展，导致了大众的健康知识与专业人士相距甚远，亟须广大医务工作者投身其中。作为具有百年优秀传承、以世界一流为建设目标的北京协和医学院，在医学科普领域更应当发挥引领和示范作用。2017 年初，北京协和医学院的多位校友共同发起和组织了微信公众号"东单九号院"，旨在大力宣传医学科普，让老百姓获得权威、实用的医学健康知识，实在是一件特别有社会效益的举动。希望"东单九号院"在医学科普方面作出与丙寅医学社相当的贡献，而本书也能作为系列丛书的第一辑，像《丙寅周刊》一样在医学科普领域名垂青史，为实现"健康中国梦"贡献自己的力量。

中国工程院院士
中国医学科学院北京协和医学院前院校长
刘德培
2017 年 12 月 31 日
于北京东单三条九号院

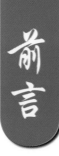

在中国如何看病

可能生病的朋友们：

见信好。

虽然我不做医生很多年了，隔三差五还是有很多朋友问我各种医学问题，寻求诊疗建议，寻找靠谱专家。长时间冷眼旁观，我看到求医的一些普遍误区，我也访谈了几拨儿医生朋友，问他们最不喜欢的病人都什么样儿，他们说了些平时打死都不会说的真心话。特总结归纳在中国看病常识如下：

第一，要尊重大自然的治愈能力，要相信自身的康复潜能。尽管科技高速进步，如今最好的医生能做的也只是：偶尔治愈，常常缓解，总能安慰。自然伟大，人类百分之八十的不舒服会自愈，我们要学会适度耐心等待。人体伟大，最好的药是自己的灵与肉，多数的小伤痛和低烧睡一两个好觉也就好了。所以有一点点不舒服，在排除了心梗、中风、胰腺炎、阑尾炎等等急重症之后（当然，如果较真儿，这个急症单子因人而异，需要您信任的全科医生帮您确定），不要马上就往医院跑，多喝水，多休息，放下手机，放下心中那些似乎放不下的所谓大事儿，等等看，看症状是否缓解。这条也适用于儿童，儿童的自愈能力往往强于成人。

第二，请遵从医嘱。看医生之后，治疗失败的最大原因是不遵从医嘱。一旦开始吃抗生素，请吃满医生要求的天数。一旦开始吃降压药，按照医生说的剂量和频次吃。不遵医嘱，身边惨痛的例子太多了，不一一列举了。

第三，不要总觉得自己的病没好。如果纯从挣钱的角度看，女人和小孩儿是最好的病人。女人总觉得病根儿没除干净，还在自己的身体里，像阶级敌人一样顽固，自己孩子的病更是。男人相反，总觉得自己没病，几乎唯一的例外是得了性病之后，总觉得自己尿急、尿频、尿痛。这种心态遇上好医生，给好医生添麻烦，遇上坏医生，给坏医生过度医疗的机会。

第四，自学一点基本的医学知识。常见的常识错误包括：乳房不舒服去看妇产科甚至是胸外科（应该去看乳腺外科），磁共振有辐射（其实没有），妇产科男医生没有好的（其实有的，就像很多优秀的厨师和裁缝是男的）等等。如果想系统学习，建议看一本《内科学》教材和一本《外科学》教材。如果不想花那么多时间，建议经常看看微信公众号"东单九号院"发布的靠谱的医学科普文章。

第五，不要过度迷信名医。现代医学的分科很细，院士或者主委级别的医生也只是他们那些细分领域的大专家，那些细分领域之外，他们可能不如某些副教授或者主治医。复杂手术需要很强的体力和心力，如果有选择，还是别把自己的肉身交给太高龄的医生，哪怕他名满天下。

第六，适度闭嘴，把问诊的主导权交给医生。"最烦的是，上来就滔滔不绝，不得要领，医生忍无可忍插句话或者提醒一下时还指责你不让他说话。"

第七，不要过分激动，淡定，慢慢在医生的引导下阐述自己的病情。"上来就哭哭啼啼求救，你什么都不告诉我，我问你，你也不回答，我怎么救你？"

第八，不要认为可以通过国内搜索引擎和阅读而成为某个病种的大专家。医生问诊的时间有限，不要让他把时间花在更正你对某些医学知识的误解，更不要让他花在教你如何做诊治。多问问：这个异常意味着什么？问题严重吗？我有哪些选择？利弊是什么？我该如何选？这么选有什么可能的风险？有什么办法可以降低这种风险？另外，中药也是药，中医也是一门学问，植物药也要面对土壤、水、空气中可能的污染，不建议有事儿没事儿自己按照自己的理解找药吃。

第九，不要强索医生的手机号码，不要强加医生的私人社交账号。医生有权不把某个病人当成亲朋好友，也有权在诊疗之外的时间不回复你的问题。

第十，不要觉得医生都是骗子。尽管有个别"医生"

的确是骗子，然而已经选择了某个医生来看病，还是先选择相信他吧。如果他是个好医生，如果他处理不好你的病情，他会帮你找到更合适的医生。再有，既然选择了某个医生，就不要逼着他帮你证明他比其他医生更好。"'大夫，某某医院的某某专家怎么样？'哇，你如果觉得他好，你来找我干嘛？"

医生不是万能的，病不是都能被治愈的。信任是看病的基础。在这个诚信不足的就医环境里，我们最好的就医方式还是谨慎地选择相信医生。

顿首谨封

冯唐

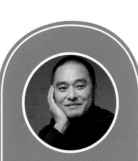

冯唐，1998年毕业于北京协和医学院八年制临床医学专业，医学博士。前麦肯锡公司全球董事合伙人，现主要从事医疗投资，业余写作。

11

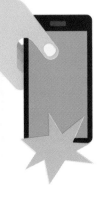

编者按

做老百姓值得信赖的医学科普
　　——微信公众号"东单九号院"诞生记

　　一群一起受过军训，又在协和宿舍住过的校友，因为搓麻将、踢足球、打游戏、恶搞考试结下的革命友谊，在毕业后，尽管天涯海角，还是被网络圈在了一起。怀着对协和的情结，大家觉得除了定期喝酒搓麻将，还可以做点对社会、对学校和对个人有益的事情。

　　魏则西事件后，给了靠谱医疗信息一个巨大的机会。我提议大家做靠谱、权威、不带商业私货的严肃科普。这一提议得到了大家的积极响应。马超提议叫"东单九号院"，因为那是所有协和学子毕业的地方，也是协和学子返回母校必定要留连拍照的地方。东单九号院已经成为协和学子的精神家园。他的提议得到了大家的一致同意。

　　经过春节假期的筹备，很快就积累了十余篇稿件。"东单九号院"的生辰也是我们精心挑选的：吉日选了 2017 年的 2月 1 日，这天是大年初五，经过春节的大吃大喝，大家也该肠肥脑满了，该关注健康和减肥了；吉时选在晚上 8 点，这时候是大家吃完饭玩手机的时刻。就这样，"东单九号院"横空出世了。

　　第一篇科普是北京协和医学院 1991 级的黄晓明医生写的关于痛风的文章。之所以选痛风，是因为大吃海鲜啤酒之后，可能有人该脚痛了。黄晓明医生颇有一些和传统治疗痛风不一致，但又有很多权威文献来佐证的新的治疗观点。这样的文章符合"东单九号院"的创刊宗旨：科学、权威、严肃、靠谱。

　　创刊之后的几乎每一篇推送，东单九号院都拿出了满满的干货。90% 以上的文章阅读量在 1 万以上，有的文章单篇阅读量超过了十万，甚至上百万。经过一年的努力，东单九号院共发文超过100篇，订阅粉丝数已经达到近15万人，总阅读量超过400万。所有数字，绝无灌水。

"东单九号院"推出以后，也引起了几乎所有做医学科普的平台的注意，纷纷邀请东单九号院入驻。"东单九号院"慎重选择了合作的平台，秉承做科学严肃公益医学科普的原则，拒绝了所有商业上的合作。

运营"东单九号院"也并非一番风顺。我们曾经有一次出现把关不严、撤回稿件的情况。没想到，撤稿致歉却赢得了众网友的一致好评，也成为我们继续办好"东单九号院"的巨大动力。

医乃仁术。2017年是洛克菲勒基金会最大的海外慈善项目——北京协和医学院100周年诞辰，2017年也是东单九号院创办的年份。作为北京协和医学院的毕业生，我们秉承医乃仁术的信念，会继续通过"东单九号院"这个平台做靠谱、严谨、不带私货的科普，为健康中国做一点自己的贡献。

谢谢大家关注"东单九号院"！

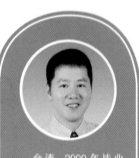

金涛，2000年毕业于北京协和医学院八年制临床医学专业，医学博士。曾任浙江大学医学院附属第一医院心胸外科主任医师，硕士生导师。

目录

常见病实用问答

流言终结者

后 记

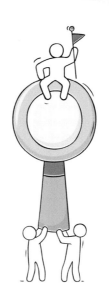

一盎司的预防

解读体检报告的"密码"

■ 黄晓明

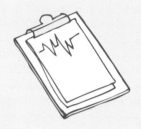

随着经济水平的提高，越来越多的人开始重视健康体检，很多单位也把体检作为职工福利的重要组成部分。但是拿到体检报告时很多人会一头雾水：

"这些看着像套话的建议是针对我的吗？"

"有箭头、有加号都表示异常吗？"

"我真需要去看医生吗？"

既然您有这么多的疑问，那就让我们一起来解读体检报告的"密码"吧！

体检到底能发现什么问题?

→体检不同于看病。看病是你有不舒服去看医生，然后医生根据你的症状和体征选择有针对性的检查来诊断疾病。通常在体检时，你并没有什么不舒服，只是希望通过检查来发现早期疾病。

→目前的体检机构很难做到为每个人量身定制体检项目，一般都只能根据性别和年龄选择体检套餐，各种体检套餐的设置也不见得科学合理。

→要知道，有些疾病是可以通过定期体检早期发现的，比如高血压、糖尿病、血脂异常、宫颈癌、大肠癌等，而更多的疾病很难早期发现。

→所以要正确看待体检的意义，体检并不是万能的，如果有不舒服还是要看医生。

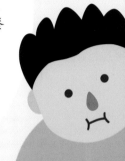

肥胖也是一种疾病

体重问题往往在体检报告的开篇讨论，可见医生是爱美女性之外最重视胖瘦的人。医生可不是单纯看"三围"，我们会用更科学的指标——身体质量指数（BMI）来衡量人的胖瘦程度。

抛开世俗的审美观和价值观，肥胖真的是万恶之源，高血压、糖尿病、心脑血管疾病、关节炎，甚至肿瘤都和肥胖有关，世界卫生组织已经把肥胖列为一种疾病。

如果你的BMI已经超标，不要等闲视之，道理谁都懂——**管住嘴，迈开腿！**

BMI 标准
BMI= 体重（kg）/ 身高（m）²
正常　　　18.5 ≤ BMI<24
超重　　　24 ≤ BMI<28
肥胖　　　BMI ≥ 28

特别提醒：根据中国的标准，BMI超过24属于超重，超过28就属于肥胖哦！

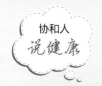

高血压是成人最常见的慢性疾病

体检最容易发现的慢性疾病毫无疑问就是高血压了，因为高血压最常见啊。

高血压的诊断标准是收缩压≥140mmHg 或者舒张压≥90mmHg，当然一次血压超标并不能确诊高血压，需要多次重复。

如果体检发现血压超过 140/90mmHg，你最好赶紧去买一个电子血压计，在家多测几次，如果多次超标就该去看医生了。

有人可能会问了："电子血压计是不是没有医院的水银血压计准啊？"

这个问题你不用担心，AlphaGo 都战胜人类了，既不环保又操作麻烦的水银血压计很快会被淘汰的，马上你家的血压计和医院的就一样了。

体检能诊断糖尿病吗

能！目前的糖尿病诊断标准只需要符合下面三条之一：

①空腹血糖≥7.0mmol/L。
②口服糖耐量试验（OGTT）后 2 小时血糖≥11.1mmol/L。
③糖化血红蛋白≥6.5%。

常规体检都包含空腹血糖检查，很多体检套餐也有糖化血红蛋白这一项，所以常规体检完全有能力发现糖尿病。

如果你的空腹血糖或者糖化血红蛋白达到了上述标准，赶紧去医院寻求医生的帮助吧。

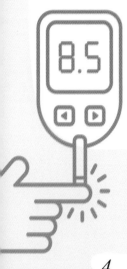

如果没有"达标"，也不要大意。你可能发现了，体检报告里空腹血糖的正常值上限不是 7.0mmol/L 而是 6.1mmol/L，糖化血红蛋白的正常值上限也不是 6.5% 而是 6%。

超过了正常值，但没有达到糖尿病诊断标准的人，可以说是正走在通往糖尿病的危险道路上，还有悬崖勒马的机会，所以一定要足够重视。

怎么看血脂化验单

20	*总胆固醇	TC	5.77 ↑	mmol/L	2.85-5.70
21	*甘油三酯	TG	0.81	mmol/L	0.45-1.70
22	高密度脂蛋白胆固醇	HDL-C	1.57	mmol/L	0.93-1.81
23	低密度脂蛋白胆固醇	LDL-C	3.60	mmol/L	正常人群应 <3.37 高危人群应 <2.59 极高危人群 <2.07

血脂化验单示例

临床常用的血脂指标有总胆固醇、甘油三酯、高密度脂蛋白胆固醇和低密度脂蛋白胆固醇。

其中高密度脂蛋白胆固醇和低密度脂蛋白胆固醇性质正好相反，前者是"好的胆固醇"，越高越好；后者是"坏的胆固醇"，高于正常易发生心脑血管疾病。

所以我们常说的"高脂血症"的说法并不科学，更合理的疾病名称为"血脂异常"。

低密度脂蛋白胆固醇是医生最为关注的指标，因为它的增高和心肌梗死、脑卒中等危险疾病的关系最密切。

根据血脂分层管理的目标，不同的人群，低密度脂蛋白的正常值是不同的，心脑血管疾病危险程度越高的人这项指标需要控制得越低。

极高危人群就是那些已经明确诊断了动脉粥样硬化性心血管疾病的患者，比如得过心肌梗死、放过心脏支架、患过脑卒中等。高危人群是有高血压或者糖尿病，再加上满足 3 个危险因素中的 1~2 个。其他人暂属于正常人群（具体见下表）。

低密度脂蛋白分层管理
极高危	动脉粥样硬化性心血管疾病的患者
高危	糖尿病 +1 个危险因素 高血压 +1~2 个危险因素
危险因素	吸烟、年龄（男性 >45 岁，女性 >55 岁）、高密度脂蛋白低于正常

所以有的时候，虽然在化验单上低密度脂蛋白这项没有显示箭头，但其实已经超出了正常人群要求的 <3.37mmol/L 的范围，也是不正常的。最好征求医生的建议，比如是调整生活方式还是加用药物治疗。

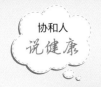

血常规里有箭头怎么办

血常规					
序号	项目名称	英文缩写	检查结果	单位	参考范围
1	*白细胞	WBC	5.49	×10⁹/L	3.50-9.50
2	淋巴细胞百分比	LY%	20.8	%	20.0-40.0
3	单核细胞百分比	MONO%	4.1	%	3.0-8.0
4	中性粒细胞百分比	NEUT%	72.6	%	50.0-75.0
5	嗜酸性粒细胞百分比	EOS%	1.1	%	0.5-5.0
6	嗜碱性粒细胞百分比	BASO%	0.2	%	0.0-1.0
7	未染色大细胞百分比	LUC%	1.1	%	0.0-4.0
8	淋巴细胞绝对值	LY%	1.14	×10⁹/L	0.80-4.00
9	单核细胞绝对值	MONO#	0.23	×10⁹/L	0.12-0.80
10	中性粒细胞绝对值	NEUT#	3.99	×10⁹/L	2.00-7.50
11	嗜酸性粒细胞绝对值	EOS#	0.06	×10⁹/L	0.02-0.50
12	嗜碱性粒细胞绝对值	BASO#	0.01	×10⁹/L	0.00-0.10
13	*红细胞	RBC	4.24	×10¹²/L	3.5-5.00
14	*血红蛋白	HGB	135	g/L	110-150
15	*红细胞压积	HCT	38.8	%	35.0-50.0
16	*平均红细胞体积	MCV	91.5	fl	82.0-97.0
17	*平均红细胞血红蛋白浓度	MCHC	348	g/L	320-360
18	*平均红细胞血红蛋白	MCH	31.8	pg	27.0-32.0
19	单个细胞血红蛋白含量	CHCM	356	g/L	320-360
20	单个细胞血红蛋白	CH	32.4 ↑	pg	27.0-32.0
21	红细胞体积分布宽度	RDW	14.7	%	0.0-15.0
22	血红蛋白分布宽度	HDW	23.8	%	20.0-30.0
23	*血小板	PLT	312	×10⁹/L	100-350
24	血小板压积	PCT	0.23	%	0.11-0.28
25	血小板体积分布宽度	PDW	51.4	%	35.0-75.0
26	平均血小板体积	MPV	7.3	fl	7.0-13.0

血常规化验单示例

体检报告中的血常规有 20 多项，经常会发现有几个超出参考范围的箭头。

有箭头就是有问题吧？其实不然。偷偷告诉你，血常规的化验单医生一般只看这三项：白细胞、血红蛋白、血小板，如果这三项正常，其他有一两个箭头一般也都没啥问题。

所以即便血常规的化验单有箭头，但是只要这三项正常，对于大多数人来说那都不是事儿！当然，如果你的那三项指标出现了箭头，最好还是看看医生吧。

尿里有红细胞是肾有问题吗

尿常规里发现红细胞（医学术语为"镜下血尿"）也是体检经常遇到的问题。

镜下血尿在大多数情况下都不是什么严重的事情，比如月经前后、泌尿系感染、尿路结石等。即使经医生判断血尿来源于肾脏，也不用过分担心，单纯有镜下血尿的肾炎是最轻最轻的肾炎，很多时候都不需要治疗。只有相当少的一部分血尿是膀胱或者肾脏的肿瘤造成的。

所以看到尿常规里提示有红细胞别紧张，先复查，如果持续存在，可以找医生看看，明确一下血尿的来源。

肿瘤指标靠谱吗

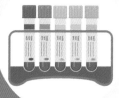

很多体检机构的体检套餐里都包含各种肿瘤指标，拿肿瘤指标来筛查肿瘤靠谱吗？

当然不靠谱！这些所谓的"肿瘤指标"，升高不能 100% 表明有肿瘤，正常也不能 100% 说明没有肿瘤。

所以对于没有任何症状的正常人，妄图用肿瘤指标来筛查肿瘤，既浪费钱，又浪费血。

绝大多数肿瘤指标是医生针对怀疑肿瘤的病人（也就是有临床表现的病人）辅助诊断用的，也就是说，这种检查不能用于正常体检人群的肿瘤筛查。目前可用于前列腺癌筛查的肿瘤指标 PSA，其意义也在受到质疑。

至于为什么那么多机构仍在宣传这些"一管血查肿瘤"的神话，我就不好评论了。

肿瘤筛查需要个性化对待，绝不是一管血能解决的。

幽门螺杆菌感染需要治疗吗

幽门螺杆菌是胃部常感染的一种细菌，确实和很多疾病有一定关系。

吹口气查幽门螺杆菌，这个准吗？

这个还真准，核医学的呼气试验是目前检测幽门螺杆菌感染的标准方法。

问题是真的每个人都需要吹这口气吗？发现了感染都需要治疗吗？

据保守估计，全世界有超过一半的人都感染了幽门螺杆菌，有相当一部分被感染的人没有任何症状，也不致病，也就是说我们完全有可能和幽门螺杆菌和平共处。

目前并没有很强的证据表明在没有症状的人群中治疗幽门螺杆菌能降低胃癌的发生。权威机构美国胃肠病学会建议"只有在临床医生计划对阳性结果采取治疗时才应进行幽门螺杆菌检测"，这句话的意思是说，**没有任何症状的正常人就别吹这口气了！**

B超发现有囊肿怎么办

体检B超发现的很多异常都是良性的！良性的！比如乳腺囊肿、肝囊肿、肝血管瘤、胆囊结石、胆囊息肉、肾结石、肾错构瘤、子宫肌瘤、附件囊肿……这些良性病变在大部分情况下不需要治疗，吃药打针也不会让它们缩小。

你只需要把去年的体检报告翻出来看看，如果去年也有，大小没变，放心吧，让它们继续静静地待在你的身体里吧。

如果病变有明显增大，你需要看的是外科或者妇科，看内科没有用，因为内科大夫不会开刀。

其实，说了这么多，最重要的还是正确看待体检报告。

体检是为了让自己更健康，既然做了体检，就请认真阅读体检报告。发现问题别紧张，该看医生看医生，该复查就复查。如果因为一点异常就茶不思饭不想，那反而失去体检的意义了。

最后还要提醒大家，务必保存好每次的体检报告，因为对于医生来说，很多指标动态观察更有意义。

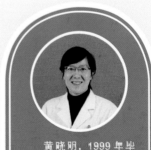

黄晓明，1999年毕业于北京协和医学院八年制临床医学专业，医学博士。现任北京协和医院普通内科副主任医师。

隔壁老王得癌症了?!
大夫,快帮我也查查

■ 黄晓明

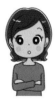

小绿:"隔壁老王前两天不舒服,去医院一查竟然是癌症!还是晚期!医生,我也想查查!"

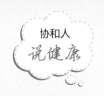

癌症，或者说恶性肿瘤，已经和心血管疾病一样成为很多国家（包括中国）最主要的死亡原因。老百姓都谈癌色变，因为每天都在发生很多"隔壁老王"的故事。听说肿瘤筛查是早期发现癌症的好方法，是不是每个人都查查就放心了呢？

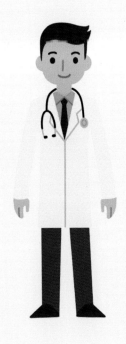

什么是肿瘤筛查

这里的肿瘤是指恶性肿瘤，也就是老百姓常说的癌症。

所谓筛查就是在没有症状的正常人群中通过某种检查发现早期疾病。肿瘤筛查确实是早期诊断恶性肿瘤的好方法，很多研究都证明对乳腺癌、宫颈癌、结直肠癌进行肿瘤筛查能有效降低肿瘤的死亡率。

但是恶性肿瘤种类有很多，即使都叫"翠花"，不同的"翠花"长相不同，命运也各不相同。有的肿瘤恶性程度高，发展迅速，比如胰腺癌、小细胞肺癌；有的肿瘤发展很慢，比如分化良好的甲状腺癌。

所以说，并不是所有的肿瘤都适合进行筛查，能进行筛查的肿瘤有三条重要标准：

①肿瘤给患者带来严重的病痛负担，并有较高的患病率。

②肿瘤早期发现后有相应的治疗手段。

③有合适的筛查手段。

如果把恶性肿瘤比作鱼，早期肿瘤就是小鱼，还有很多正常组织或良性病变就是小虾。

肿瘤筛查就像撒网捕小鱼，河里的鱼比较多，撒下网抓到鱼的机会就大，这就好比人群患病率比较高的肿瘤，它们就值得筛查。

有的小鱼长得很慢，能和小虾和平共处，这种小鱼其实不需要捕杀，就像那些发展很慢的肿瘤，筛查意义不大。

还有的鱼非常凶，虽然小但能迅速吃光小虾，不给你捕杀的机会，就像那些发展迅猛但治疗手段不多的肿瘤，筛查意义并不大。

筛查手段就像是渔网，合适的渔网是最难获得的，孔大了会漏掉小鱼；孔小了小虾也会被误抓。不同的肿瘤筛查需要不同的"渔网"，但是遗憾的是，医学发展到今天，还没有一种肿瘤有完美的筛查"渔网"。

漏掉小鱼的情况叫做**假阴性**，也就是实际有肿瘤但没有被发现。误抓小虾的情况叫做假阳性，也就是检查发现有问题但实际并不是肿瘤。

小绿："医生，现在我知道什么是筛查了，那我还是查查吧，看起来也没有什么坏处……"

肿瘤筛查的副作用

医生和患者都很容易看到肿瘤筛查的好处，通过筛查发现的早期肿瘤患者如果得到很好的治疗，比如早期乳腺癌的患者，就只需手术切除，不需要承受放疗化疗的痛苦。

但是任何事物都是有两面性的，肿瘤筛查同样也有副作用，这种负面的影响正在被越来越多的医生和患者所认识。

肿瘤筛查的副作用总体有以下三方面：

①筛查手段本身给患者带来的伤害。

②假阳性和假阴性问题，以及由此带来的焦虑和恐慌。

③某些肿瘤的过度诊断。

并不是所有的筛查手段都是 100% 安全的，有些检查本身就存在检查相关并发症。

比如美国把结肠镜检查及镜下腺瘤切除作为结直肠癌的筛查方法，通过筛查，结直肠癌的发病率和死亡率确实都有了明显下降。但是结肠镜本身是有创检查，有可能出现肠道穿孔、肠道准备过程中电解质紊乱、麻醉意外等并发症。

作为健康人，在选择这些筛查手段时需要对检查可能的风险有所了解。

前面提到没有完美的"渔网"，任何检查都存在假阳性和假阴性的问题。

医学中常用**敏感性**和**特异性**来评价某种检查手段。敏感性高就是假阴性率低，也就是小鱼不漏网；特异性高就是假阳性率低，也就是不把小虾误当成小鱼。

举个例子：在临床中，一个敏感性90%、特异性96%的筛查实验已经很难得了，如果用这种实验来筛查某种患病率是0.6%的肿瘤（乳腺癌的患病率和此类似），每筛查1000人会发现6例真的肿瘤患者，40例假的肿瘤患者。这40人需要在医生指导下进行进一步的确诊检查，而这些确诊检查往往是有创伤性的——试求这40人的心理阴影面积！

有些肿瘤生长非常缓慢（有些甚至还会出现退化），不会对患者造成任何麻烦。如果通过筛查发现此类肿瘤，对患者并无真正的帮助，这被称为**过度诊断**。

换句话说，如果不进行筛查就永远不会发现此类癌症。最近有美国研究者反思，通过大规模筛查实验诊断出的前列腺癌中有多达50%属于过度诊断。

所以，肿瘤筛查并不是一件简单的事，筛查什么？如何筛查？什么人筛查获益最大……这些问题都非常复杂，在这里只想提醒大家，请在医生指导下进行肿瘤筛查，请淡定面对筛查结果。

 小绿："原来肿瘤筛查这么讲究！谢谢医生，查不查按你说的办！"

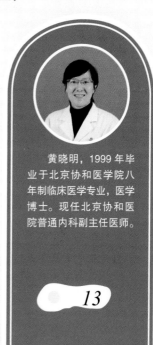

黄晓明，1999年毕业于北京协和医学院八年制临床医学专业，医学博士。现任北京协和医院普通内科副主任医师。

六个诀窍，带您远离卒中

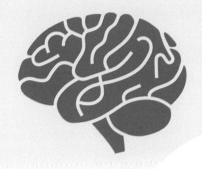

■ 肖丹华

老妈最近很是忧心忡忡，因为她两个老朋友的家人都发生了大面积脑梗死，躺在医院监护室里，神志不清；她自己也觉得有些平衡不好、走路不稳，到医院一查，核磁显示陈旧性多发腔隙性脑梗死。老妈觉得自己是卒中了，不知道该怎么办？

人们常说的卒中，也就是中风，主要有两种——出血性中风和缺血性中风。

出血性中风

出血性中风又叫脑出血，主要是因为年老或者多年的高血压造成血管壁损伤，突然或者急剧升高的血压使通往脑部的血管破裂，从而导致血液进入脑部，或者进入头骨与脑部之间的腔隙中（这种称为蛛网膜下腔出血）。出血性中风占全部中风的15%左右。

缺血性中风

约85%的中风为缺血性中风，又叫脑梗死、脑血栓形成，主要是因为动脉粥样硬化斑块造成通往脑部的血管阻塞，或者局部血栓形成，从而导致部分脑组织缺血。

如何判断是否发生中风

无论哪种中风，发病时都很急，都有一些共同的症状，未及时治疗的话，后果都很严重。

所以一旦出现下列症状，需要马上打急救电话，不要等，不要犹豫：

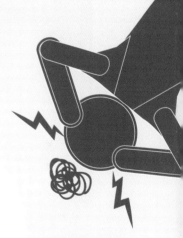

☀ 突然口眼歪斜。

☀ 突然肢体无力（比如正吃着饭，突然手拿不住筷子了；或者突然一条腿抬不起来了）。

☀ 突然说话变得含糊不清。

☀ 突然发生剧烈头痛。

出现以上情况，这个人就有可能是中风了，需要及时打急救电话，马上去可以治疗中风的医院。有些老人为了怕麻烦，想等子女下班回来再说，或者晚上发病，想等天亮了再说，千万不可！

如何治疗中风

中风时，脑组织缺血缺氧4分钟，脑细胞就会发生损伤或者死亡，时间越长，损伤及死亡的脑细胞越多，对脑功能的损害就越大，后果就越严重。脑出血时造成对脑组织的急性压迫，颅内压迅速升高，短期内甚至可能致命。

所以，治疗中风是件争分夺秒的事，越早治疗，以后恢复的可能性就越大，一旦出现以上症状，不要等，马上拨打急救电话，告诉接线员"我可能中风了！"

急救车将你送到医院后，医生会给你抽血化验，并马上做一个头颅CT，看是不是有脑出血。这一点至关重要，脑出血可以从头颅CT上马上看出来，而脑出血和脑梗死的治疗方法是截然不同的。

对于占中风绝大多数的脑梗死，治疗原则是：**排除了脑出血后，马上进行溶栓治疗！**

一般情况下，没有禁忌证时（各种出血危险）：

☀ 发病3小时之内的脑梗死病人，可以进行溶栓治疗。

☀ 80岁以下、没有糖尿病、以前没有过中风，这个窗口期可以延长到4个半小时。

☀ 错过了溶栓窗口期的患者，或是某些特殊患者，6~8小时之内可以进行神经外科介入治疗，也就是通过大腿根部的股动脉，插入一根导丝和细管子到阻塞的脑部血管附近，局部进行溶栓、取栓或者放置支架治疗。

重要的事说三遍！不要等，马上打急救电话，立即治疗！

大规模的临床试验发现，过了这个治疗的窗口期，很多脑细胞已经死亡，再进行上述治疗效果已经不大，反而会增加出血的危险，所以中风的治疗时间非常重要！一旦出现可能中风的症状，马上打急救电话，到有条件进行溶栓的医院，并立即进行治疗。

脑出血的治疗方法则与脑梗死截然不同。大多数情况下，脑出血比脑梗死更危险。出血造成颅内压迅速升高，压迫脑组织，包括控制心跳和呼吸的脑干组织。因此，控制血压、稳定生命体征、降低颅内压成为治疗脑出血的关键。

许多时候，患者需要气管插管、呼吸机辅助呼吸，或者需要神经外科手术，开颅降压。这也是为什么脑梗死的溶栓治疗有严格的禁忌证和时间范围限制，因为一旦使用不当，反而容易造成脑出血，更危及生命！

小中风

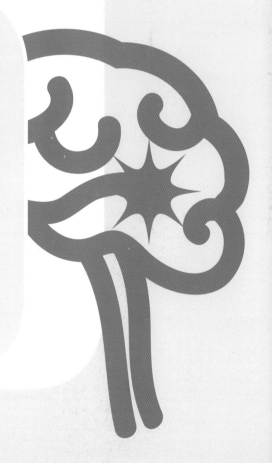

有一种中风，只是一过性脑供血不足（TIA），称为"小中风"，患者中风的症状通常在24小时内自行缓解。

"小中风"患者如果在窗口期来到医院，没有禁忌证，同样也应该与其他急性中风一样进行溶栓治疗。如果症状已完全消失，依然要去医院进行检查，寻找原因（如脑血管畸形、房颤所致小的脑梗死等）。

"小中风"是一个红色警告，预示着患者在不久的将来发生"大中风"的风险大大增加，所以一定要加以重视，采取措施，预防将来"大中风"的发生。

无症状中风

　　另有一种中风，称为"无症状中风"，即患者并没有明显的中风症状或者不记得有过中风的症状了，但是脑部影像学检查却发现有中风的证据。大多数偶然发现的"陈旧性脑梗死"多属于此类。

　　腔隙性脑梗死大多发生时也没有症状，或者仅有轻度头痛、头晕、记忆力减退、肢体发麻等。它是由于穿过大脑深部的小动脉的末梢发生闭塞，从而造成很小范围的局部脑组织梗死。它一般多发，坏死的脑组织吸收后形成小囊腔（仅稍大于血管直径），核磁上就表现为"多发性腔隙性脑梗死"，它对大脑功能影响不大，危害较小。

　　腔隙性脑梗死发生的原因45%~90%与长期高血压造成的动脉硬化有关，尤其是慢性高血压，血压超过160/95mmHg，而且舒张压升高的影响更明显。这就是了，老妈有慢性高血压，用药不规律，夏天自我感觉良好时，偶尔测几次血压不高，就自行停药或者减量。最近几次去看医生，她的血压都很高，甚至超过170/90mmHg。恐怕她大部分时间里血压并未得到很好的控制，发生"腔梗"也就不奇怪了。

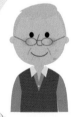
中风原来也可以无症状啊！

如何才能预防中风

说一千道一万，最最重要的是我们怎么做才能预防中风的发生呢？

控制血压

对于有高血压的人，一定要按时按量吃降压药，把血压控制在140/90mmHg以下。对于糖尿病患者，血压的控制要求更严格，最好控制在130/80mmHg以下。对于60岁以上的老年人，要求则可以稍放宽，150/90mmHg以下即可，以减少因血压过低可能造成的晕厥或摔倒。

千万不要在血压控制正常后自行减量或停药。对于高血压患者，血压控制正常是因为用药的缘故，并不是就没有高血压了，一旦停药或不合适的减量，血压又会升高！血压的上下波动更容易诱发中风，极为危险。

另外，寒冷冬季的凌晨，是中风的高发时间。突然的冷空气的刺激使机体交感神经兴奋、血管突然收缩而致血压突然升高。对于老年人来说，血管弹性下降，机体的调节适应能力下降，突然升高的血压极易诱发中风的发生。所以老年人，建议避免在冬季的清晨过早外出，而应等气温稍升、身体也活动适应开了后再外出。

控制血糖

对于糖尿病患者，应通过饮食和药物，使空腹血糖控制在3.9~7.2mmol/L，餐后2小时血糖小于10mmol/L，糖化血红蛋白应小于7%。

控制血脂

对于有高血脂的人，建议使用他汀类药物（如辛伐他汀、洛伐他汀等），不仅可以降低血脂，这类药物还具有抗炎的作用，可以保护血管壁，减少血管壁的炎性反应，减少心血管疾病和中风的发生，这都是经过了多个国家大规模临床试验得到证实的结果。

他汀类药物有一个比较明显的副作用，就是肌肉酸痛，这也是许多人不愿意服用该药的原因。同时使用一种叫辅酶 Q-10 的膳食补充剂（保健品），剂量为 100~200mg，可以大大降低肌肉酸痛的副作用，提高服药者对他汀类药物的耐受性，而不至于浪费了这么好的一个药。

使用抗血小板的药物

首选药物为阿司匹林，每天 81~100mg 即可。对于有胃肠道不适反应的人，可以使用阿司匹林肠溶片。

对于已经有过中风的病人，可以使用更强一些的药物，如氯吡格雷，但该药诱发出血的危险更高，而且在进行任何外科手术之前必须停药至少 5 天，因而大大限制了使用者进行急诊手术的可能性(老年人，谁能保证不发生什么紧急情况，需要急诊手术呢)。

已经有过中风的病人，也可以选择合用阿司匹林和双嘧达莫来预防下一次中风的发生。二者合二为一的药叫 Aggrenox（阿斯潘）。该药没有手术前停药数天的限制，不影响急诊手术的进行。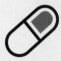

对有房颤的病人

　　这类病人发生脑梗死的风险极大增加，一定要去看心脏专科医生，控制房颤心率，并综合评估全身其他情况，以判断是否需要抗凝治疗。

健康的生活方式

**健康的生活方式，
你有吗？**

- ☀ 戒烟。
- ☀ 限酒。
- ☀ 减肥：体重超重或肥胖者应采用健康的方式减肥。
- ☀ 锻炼。
- ☀ 低盐饮食：每日食盐摄入不超过 6g。
- ☀ 低糖低脂。
- ☀ 多吃蔬菜水果。

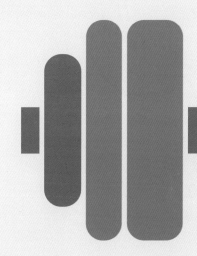

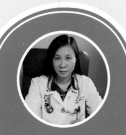

　　肖丹华，1997 年毕业于北京协和医学院八年制临床医学专业，医学博士。美国哥伦比亚大学营养学博士。现任美国大西洋医疗系统营养代谢中心专科医生。

21

拿什么拯救你，我的胃小姐

■ 刘凤林

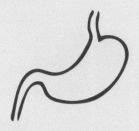

最近，26 岁的洪小姐胃痛的老毛病又犯了，以往有效的胃药这次也不起效了。

她满怀焦虑地走进了医院，经过了一系列验血、胃镜和CT检查,结果让她傻眼了——胃癌！

所幸医生并没有发现洪小姐有淋巴结及远处转移，属于早期胃癌，可以治愈。她及时接受了手术治疗。

令洪小姐不解的是，自己这么年轻，怎么会得胃癌呢?

洪小姐平常工作繁忙，吃饭不规律，平常爱吃麻辣烫、火锅。洪小姐肚子里的"胃小姐"也就随着洪小姐饥一顿、饱一顿。

渐渐的，"胃小姐"的皮肤（胃黏膜）越变越差，得了慢性胃炎，并且时不时出现了反酸、嗳气等症状，严重时会出现胃痛，而洪小姐也只有通过吃胃药来控制症状。

饮食不规律、好辛辣的洪小姐患上了慢性胃炎。

症状缓解后，洪小姐由于工作原因不得不继续保持这种不健康的生活、饮食方式。"胃小姐"的炎症也逐渐加重，"皮肤"出现了萎缩，黏膜上皮出现了肠化生，进而出现了胃癌的癌前病变，不典型增生，逐步进展形成了胃癌。

什么原因会导致胃炎

目前慢性胃炎主要分为慢性非萎缩性胃炎和慢性萎缩性胃炎两大类。慢性非萎缩性胃炎通常表现为胃黏膜组织学上出现炎症细胞浸润以及组织水肿等，也称浅表性胃炎。慢性萎缩性胃炎则表现为胃黏膜层变薄、萎缩以及肠上皮化生等。

两种胃炎可以在体内同时存在。年轻患者以浅表性胃炎较为多见，而年长患者中慢性萎缩性胃炎较为多见。

慢性胃炎的常见病因包括：细菌感染（如幽门螺杆菌）、化学损伤（如吸烟、酒精、药物、浓茶、十二指肠胆汁胰液反流等）、物理损伤（过冷、过烫、过硬食物或暴饮暴食等）等。

细菌感染

幽门螺杆菌感染是引起慢性胃炎的重要原因。幽门螺杆菌感染，可以通过分泌毒素、诱导免疫损伤等机制，加重患者胃黏膜的损伤。

化学损伤

☀ 烟草

烟草中所含的尼古丁能刺激胃黏膜，引起黏膜下血管收缩和痉挛，导致胃黏膜缺血、缺氧。此外，烟草不完全燃烧产生的亚硝基化合物也是重要的致癌物质。

☀ 酒精

饮酒后，大约25%的乙醇在胃里被吸收。乙醇通过直接腐蚀胃黏膜破坏其正常代谢所需生理环境，通过诱导自由基产生以及通过其代谢产物与胃蛋白结合，加重胃黏膜损伤。过量摄入酒精的同时会刺激胃黏膜分泌胃酸，使胃黏膜屏障受损。

☀ 药物

药物，如阿司匹林，可通过影响前列腺素在胃黏膜的合成，导致胃黏膜缺血，影响胃黏膜微循环，增加胃黏膜损伤的风险。

☀ 其他

浓茶、胆汁反流等碱性环境会破坏胃黏膜保护屏障，造成胃黏膜损伤。

物理损伤

辣椒、芥末、胡椒等刺激性食物会导致胃液分泌，容易造成胃黏膜受损。

胃炎会发展为胃癌吗

我们的胃每天都要受到各种食物刺激，慢性浅表性胃炎很难有机会完全恢复。时间长了，不少慢性浅表性胃炎会慢慢演变为慢性萎缩性胃炎。

就慢性胃炎本身而言，无论是慢性非萎缩性胃炎或慢性萎缩性胃炎，都不会直接变成胃癌。

目前观点认为，慢性萎缩性胃炎长时间发展后，胃黏膜会出现与胃癌有一定关系的病理改变。比如**不典型增生**，根据严重程度分为轻、中、重度三种类型。这种不典型增生如果没有定期观察和治疗，日后很有可能会癌变。

因此，不典型增生被称为胃癌的"**癌前病变**"。胃镜病理报告提示重度不典型增生的患者，有可能数月后出现癌变。

因此，目前将重度不典型增生归为早期胃癌。大部分轻中度不典型增生患者经过治疗后可以逆转。

幽门螺杆菌长期感染损伤胃黏膜可以诱导胃黏膜出现癌变。幽门螺杆菌感染可使胃癌发生的危险性增加 3~6 倍。世界卫生组织已经将幽门螺杆菌感染列为胃癌第一类致癌原。约 60% 以上的慢性胃炎患者存在幽门螺杆菌感染。及早根治幽门螺杆菌感染可以有效预防胃癌的发生。

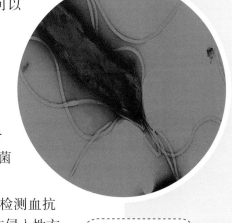

电子显微镜下的
幽门螺杆菌

幽门螺杆菌感染可以通过包括胃镜、检测血抗体等侵入性方法或呼气试验、唾液检测等非侵入性方法进行检查。

洪小姐之前已经存在幽门螺杆菌感染，但并没有正规诊治，最终导致胃癌发生。

如何治疗幽门螺杆菌感染

幽门螺杆菌感染是慢性胃炎的主要原因。因幽门螺杆菌只对少数几种抗生素敏感，患者切忌自己盲目服用抗生素，否则不但不能治病，反而会导致菌株对抗生素产生耐药性，增加治愈的难度。

采用正规的三联疗法治疗可以达到根治幽门螺杆菌的目的，根除之后再感染的机会将会低于 3%。

幽门螺杆菌感染主要经过粪 - 口或口 - 口传播，往往具有家族聚集性。因此，饮用受污染的水、与幽门螺杆菌感染者密切接触以及吃路边摊等不洁饮食均有可能引起幽门螺杆菌传播。

所以，及时诊断及防治幽门螺杆菌感染，对于消除胃癌隐患、杜绝和减少转变胃癌的几率是极为有效的。

此外，对于长期吸烟、饮酒的患者，戒烟、戒酒也可以减轻对胃黏膜的损伤。

多吃新鲜水果、蔬菜，补充维生素以及抗氧化剂可以对胃黏膜起到很好的保护作用。

得了胃炎怎么办

虽然说得了慢性胃炎的患者到了重度不典型增生的时候会发生癌变，但是慢性胃炎到早期胃癌还是一个比较漫长的过程，一般要经历少则数年，多则数十年的过程，甚至有的并不会癌变，因此患者不必过分担忧。

得了胃炎主要就是做到定期复查，特别是有萎缩伴肠化情况的，可每 3 个月至半年复查胃镜和病理检查。

平时可以根据医生的建议服用一些对萎缩性胃炎有帮助的药物，也可适量补充复合维生素和含硒食物等。如果一旦发现有重度不典型增生，应立即在医生的指导下进行干预性治疗。

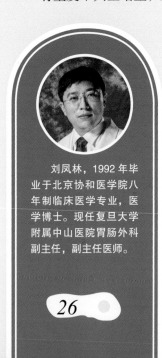

刘凤林，1992 年毕业于北京协和医学院八年制临床医学专业，医学博士。现任复旦大学附属中山医院胃肠外科副主任，副主任医师。

胃镜，只为每颗受伤的胃

■ 刘凤林

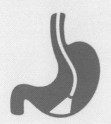

胃镜是胃肠道疾病常见的检查方法之一，我们或多或少听过亲朋好友进行胃镜检查的经历，可能有些人自己也做过胃镜。相对消化系统另外一些常见检查（比如血化验和CT）来说，胃镜并不是一项舒服的体验，检查前后的禁食也令人难受。

而且常常出现这样的情况：同样是"胃痛"，同样是恶心呕吐，有的人需要做胃镜，有的人则不需要。今天我们就和胃镜相关的一些问题进行简单的介绍。

为什么要做胃镜

每个人做胃镜的原因都不尽相同,总体上可以粗略地分成三种原因:

诊断

判断有没有"病",胃镜下能够直接"看到"食管、胃以及十二指肠部分的情况,是诊断病变的重要手段,特殊情况下还需要在胃镜下进行活检。在早期食管癌和胃癌的筛查和诊断上,胃镜更是具有不可取代的地位。

评估

通过胃镜下观察疾病的形态、周围条件等来评估疾病总体状况及轻重程度。

治疗

医生除了通过胃镜观察病变外,还能够通过胃镜进行操作或手术,比如内镜下止血、内镜下黏膜切除术等。

什么情况下需要做胃镜

胃镜可以协助诊断、评估甚至治疗很多胃肠道疾病，但不是每个人都需要做胃镜。那什么情况下需要做胃镜呢？通常的原则是：出现警戒症状、大龄新发患者或经验性治疗无效的患者会更推荐进行胃镜检查，下面我们来分情况仔细讲讲。

◉ 上消化道出血

常见的上消化道出血的疾病有消化性溃疡、门静脉高压、食管炎、胃炎、十二指肠炎、动静脉畸形、肿瘤等。

上消化道出血的表现和出血量有关，大量的出血可以出现呕血或者便血；少量的出血可以表现为黑便；长期慢性失血可以表现为贫血，也可能完全没有症状。

胃镜对于发现上消化道出血的部位或原因有很高的准确性，可为进一步的治疗提供重要依据，同时也可以在胃镜下直接进行治疗。因此，当患者出现呕血、便血或者黑便以及不明原因贫血的时候，医生一般会建议他进行胃镜检查。

◉ 吞咽困难

吞咽困难主要表现为吞咽费力、吞咽时梗阻感、吞咽过程延长，甚至不能咽下食物。引起吞咽困难的原因很多，比如口咽部疾病、食管疾病、食管外压迫、神经肌肉疾病等。

对于持续存在的吞咽困难，在排除口咽部疾病后，胃镜检查可以初步确定该症状是否是食管疾病引起的；结合胃镜下的活检，还可以判断疾病的良恶性。

◉ 腹胀

腹腔内各脏器，如胃肠、胰腺、肝脏、胆囊等病变都可以引起腹胀。腹胀时通常优先行 X 线或 CT 检查，当怀疑胃、十二指肠疾病时，需要做胃镜检查。

Barrett 食管

◉ 反酸、烧心

反酸、烧心通常是由于胃内容物反流到食管引起的。当反酸、烧心合并吞咽困难、消化道出血、贫血、体重减轻和反复呕吐等警示症状时，可能也需要胃镜检查来明确胃食管反流病的诊断。胃镜检查能直接观察到反流以及食管黏膜损伤情况，并对病变部位进行活检，查看是否有癌变。

长期的反流刺激可能引起局部食管黏膜改变，形成Barrett 食管，其发生食管癌的概率比普通人增加 40 倍，建议每年进行一次胃镜检查以便发现早期癌变，及早处理。

◉ 恶心、呕吐

恶心、呕吐是常见的上消化道症状，引起恶心、呕吐的疾病非常多。对于长期的、反复的呕吐，尤其是与进餐有明显关系的呕吐，如果呕吐物中含有没有消化的食物或者隔天食物，但不含胆汁（含胆汁时多有苦味），多提示幽门梗阻或食管性呕吐，可以行胃镜检查进一步确认原因。

◉ 腹痛

怀疑腹痛是由胃恶性肿瘤或胃十二指肠溃疡引起时，可以行胃镜检查来确诊。胃恶性肿瘤的腹痛表现为中上腹隐痛，可有中上腹饱满感。胃溃疡的疼痛多发生在进食后半小时左右，十二指肠溃疡导致的腹痛呈周期性发作，多表现为饥饿痛和夜间痛，进食后疼痛可缓解。

胃镜检查是诊断胃十二指肠溃疡最可靠的检查，除了提供视觉诊断，还能取材行幽门螺杆菌检测，以及对溃疡部位的出血和梗阻进行治疗。

◉ 腹部肿块

腹部肿块可能来源于腹壁或腹腔内各个脏器，建议优先行 CT 或者 MRI、B 超等检查，若肿块位于胃壁，需要行胃镜检查，并于胃镜下活检，明确诊断；但是怀疑胃肠间质瘤时则不活检。

◉ 吞咽异物

这种情况常发生于儿童、老年人、精神异常者以及自杀者。常见异物有义齿、鱼骨、玻璃、铁钉、缝针、刀片、硬币等，需要配合 X 线检查评估异物位置，在食管、胃内时，可行胃镜下异物取出。若有穿孔，须行急诊开腹手术。

如果食入的是腐蚀性物质（比如强酸或强碱），需要 12~24 小时内行胃镜检查以明确是否有烧伤，判断烧伤程度，并可采取措施预防食管狭窄。

◉ 筛查

食管癌和胃癌如果在早期发现，可以获得非常好的治疗效果。然而食管癌和胃癌早期往往没有任何症状，症状出现时大多数患者已处于中晚期，甚至已无手术机会。胃镜是发现早期食管癌和胃癌的重要检查方法。年龄大于 40 岁，具有以下任何一个高危因素时，都建议进行胃镜检查。

☀ 来自食管癌或者胃癌高发区。

☀ 幽门螺杆菌感染者。

☀ 有食管癌或胃癌家族史。

☀ 患有慢性食管或胃部疾病。

☀ 吸烟、重度饮酒、高盐饮食、腌制品饮食等。

看了上边林林总总的各项，是不是已经蒙圈了？

其实，只需要记住一点，最重要的就是：出现以上症状的时候，需要尽快去找靠谱的医生就诊，医生会根据您的病情决定是否用胃镜。

做胃镜后要注意什么

☀ 刚做好胃镜时不要进食、喝水。1~2 小时后可以先饮水，如果没有不适，可以进食清淡流质或半流质食物，比如稀粥、牛奶等。第 2 天可以恢复正常饮食。

☀ 如果有做活检，检查后 2~3 天内仍以清淡软食为主，不要吸烟、饮酒、饮用浓茶和浓咖啡。

☀ 检查后 3 天内留意观察大便情况，如果发现持续黑便，应当到医院就诊。

☀ 如果有做活检，需要返回医院取活检病理报告；病理报告的等待时间每个医院都不一样，一般在 2~14 天。

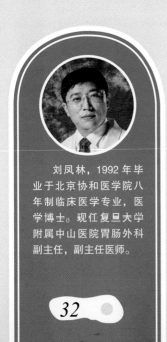

刘凤林，1992 年毕业于北京协和医学院八年制临床医学专业，医学博士。现任复旦大学附属中山医院胃肠外科副主任，副主任医师。

拒结直肠癌于千里之外

■ 赵宏　周海涛

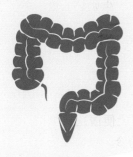

让人无比膜拜的杂志《临床医师癌症杂志》近期公布，美国结直肠癌发病率下降40%，死亡率下降51%！

报告认为，结直肠癌发病率的显著下降得益于美国对50岁以上人群使用结肠镜进行筛查并切除癌前病变。

结肠镜检查率从2000年的21%提高到2015年的60%。

这一结论的反面佐证是同期未普及肠镜筛查的年轻人群，结直肠癌发病率则以约2%的比例逐年增加。

国内结直肠癌发病率近些年来可是节节攀升。他山之石可以攻玉，人家好的咱得学！

那么问题来了，是所有人50岁以后都要做结肠镜检查吗？多久做一次？结肠镜检查痛苦吗？有没有其他替代方法？

结肠癌的演变过程

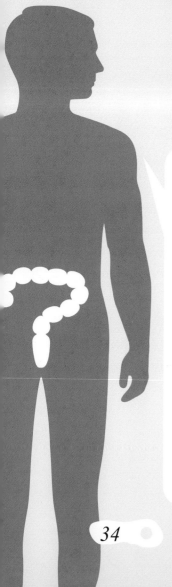

息肉是结直肠癌的"前身"，目前已明确至少80%~95%的结直肠癌都是从息肉一步步演化过来的，而从小息肉→大息肉→高级别上皮内瘤变→息肉癌变这一过程一般需要5~15年，因此只要在这一过程中发现病变并及时切除，便可以消除后患，继续你的"三生三世"，收获十里桃花。

人群区分

癌症筛查需进行人群划分，涉及筛查，无论是美国指南、中国指南，都首先要把人拨拉拨拉，分为一般人群和具有危险因素人群。以今年再次勇夺美国最佳癌症中心桂冠的 MD Anderson 筛查指南举例：

> **危险因素**
> ☀ 得过癌前结肠息肉（腺瘤）。
> ☀ 直系亲属得过结直肠癌或癌前息肉（腺瘤）。
> ☀ 各种家族性遗传性结直肠癌病史。
> ☀ 炎症性肠病（慢性溃疡性结肠炎或克罗恩病）。

一般人群

NCCN（美国国立综合癌症网络）指南推荐，一般人50岁开始可考虑进行筛查，比如结肠镜检查，如无异常，可10年后复查。

具有危险因素的人群

☀ 既往有息肉的人群：如息肉小于 1cm，数目小于 2 个，并且是较为低危的息肉，如管状腺瘤，则可以在内镜切除息肉后 5~10 年复查。如息肉数量超过 3 个或者有高危息肉，则建议每 3 年复查肠镜。

☀ 既往有炎症性肠病的人群：在出现症状后 8~10 年需要开始肠镜筛查。

☀ 直系亲属相关人群：有一个直系亲属在 60 岁前发现肠癌，或者两个直系亲属均有肠癌的，应在 40 岁或者其直系亲属发现肠癌年龄减去 10 岁时开始进行肠镜筛查。

筛查方法

肠镜筛查

很多人会问到，"肠镜痛苦吗？"技术在进步，现在的肠镜和几十年前那可好得不是一星半点儿。关键是现在还可以在静脉麻醉下进行无痛肠镜检查，就像打了个盹似的就可以把检查做完了。

其他方法

是不是还有别的筛查方法？确实有！最经济实用的就是便常规的便潜血试验，可以发现微量的消化道出血。这种隐匿性的出血有可能就是消化道肿瘤的早期表现。因此，查体时千万不要嫌麻烦而跳过了这项检查啊。

还有一个比较"高大上"的方法，最近几年刚刚兴起，俗称 CT 仿真肠镜，就是对腹部进行 CT 扫描后利用软件把图像三维重建起来，得到和肠镜类似的图像。CT 仿真内镜目前在病灶检出方面可以和肠镜相媲美，并且还可以在一部分人群中同时发现肠道外的其他病变，可以说是一举多得。

不过，由于 CT 仿真肠镜临床应用时间尚短，因此在筛查的周期和有效性方面还需进一步研究结果的证实。

对于便潜血试验和 CT 仿真肠镜发现的病灶，目前还是需要进行结肠镜检查来确诊。因此目前主流观点还是建议行结肠镜筛查。

所以，具体采取何种方式筛查结直肠肿瘤，还是建议您听取主诊医生的意见哦！

老祖宗早就说过了，要防患于未然，要不战而屈人之兵！

因此大家只要能重视健康，合理查体，相信一定能拒结直肠癌于千里之外！

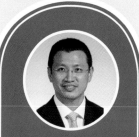

周海涛，2003 年毕业于北京协和医学院八年制临床医学专业，医学博士。现任中国医学科学院肿瘤医院腹部外科副主任医师。

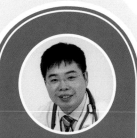

赵宏，2003 年毕业于北京协和医学院八年制临床医学专业，医学博士。现任中国医学科学院肿瘤医院肝胆外科副主任，主任医师。

乳腺癌的危险因素及自检方法

■ 茅枫

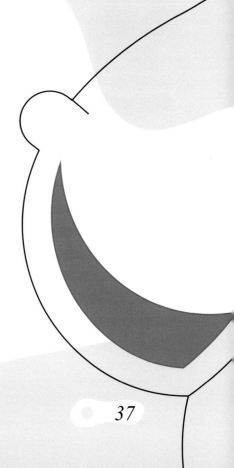

乳腺癌作为危害我国女性健康的重大疾病之一，其死亡率居女性恶性肿瘤发病率首位。近年来，我国女性乳腺癌发病率正以每年 3%~4% 的增长率急剧增加，该病已经成为我国上升幅度最快的恶性肿瘤之一。

危险因素

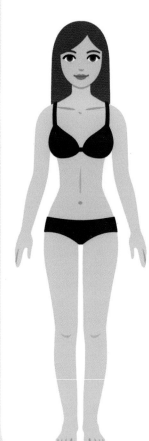

遗传因素

遗传性乳腺癌占所有乳腺癌的 5%~7%，主要是因为乳腺癌易感基因的突变，常见的突变基因有 *BRCA1*、*BRCA2* 和 *P53*，下列情况应怀疑遗传性乳腺癌：3 个或 3 个以上的一级亲属患有乳腺癌；2 个或 2 个以上的一级亲属患有乳腺癌和卵巢癌；2 个或 2 个以上的一级亲属患有早发性乳腺癌（<40 岁）或双侧乳腺癌。

符合上述条件的女性为乳腺癌的高危人群，应密切监测，有条件的应进行基因筛查。

生育因素

☀ 初潮早（<12 岁）伴绝经晚（>55 岁）。

☀ 首次足月妊娠 >30 岁。

☀ 未生育。

环境因素

☀ 移民至乳腺癌高发国家。

☀ 长期饮酒。

☀ 高动物脂肪饮食。

☀ 雌激素替代治疗 >10 年。

其他因素

☀ 绝经后肥胖。

☀ 既往乳腺癌病史。

☀ 乳腺不典型增生。

☀ 既往胸部放疗史（<35 岁）。

早期症状

乳腺癌主要表现为无痛、质硬、边界不清的肿块，有时可伴有局部皮肤的改变，如"酒窝征""橘皮征"。

其他症状尚有乳头溢液、乳头乳晕改变、腋窝淋巴结肿大等。乳腺位置浅表，便于检查，因此女性可以通过乳腺自检发现大部分乳腺病变。

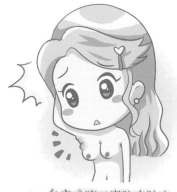

1. 乳房或腋下皮肤有肿块

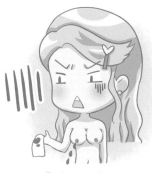

2. 乳头血性分泌物

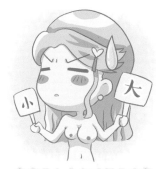

3. 乳房的大小与形状的改变

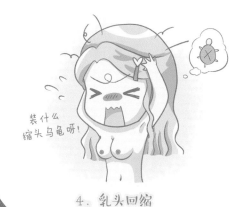

装什么缩头乌龟呀！

4. 乳头回缩

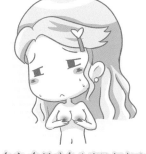

5. 乳房/乳晕或乳头皮肤颜色改变

乳房自检

乳腺自检应每月进行一次，有月经的女性应在月经来潮后 7~10 天进行检查，已绝经的女性可固定选择每月中的某一天进行检查。正常乳腺大多有一些结节感，女性应该熟悉自己平时的状况，在此基础上的任何改变都要引起重视，具体方法步骤如图所示。值得强调的是，乳腺自检的主要目的在于及时发现乳腺的异常变化，而不是自己判断病情。发现变化应尽早去医院检查，早期诊断和治疗对乳腺癌的预后有着根本的决定性作用。

建议女性在洗澡时进行自检，因为当手和乳房都湿润的时候更容易感觉到肿块。自检时，女性坐在镜子前，分别在双臂下垂和上举时检视乳房。观察乳房有无外形改变、皮肤凹陷和乳头异常。然后，仰卧并在待检侧的肩下垫小枕，用左手指掌面触诊整个右侧乳房，反之亦然。如发现肿块，应告诉医生，由医生再次进行专业的检查。所以，通常建议女性朋友们在白天进行乳房自检，以免发现肿块后由于过度忧虑而彻夜不眠。

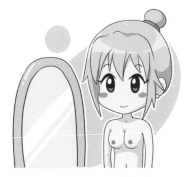

1. 脱去上衣，在镜前观察乳房有没有异常变化，及和上次检查相比有无异常之处

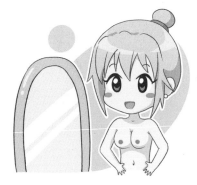

2. 将双手紧按髋部，令胸肌松弛，细心观察

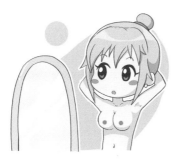

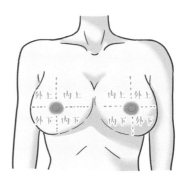

3. 双臂高举, 再重复观察如上

4. 仰卧在较硬的床上, 在想象中将乳房分为四个部分, 开始用手按摩, 注意是否有肿块

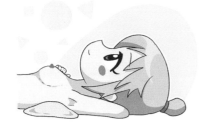

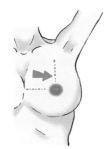

5. 仰卧并在左肩下垫一个小枕, 左手置于头下, 右手手指靠拢伸平, 在左乳房的内上方做平压按摩, 由胸骨向外至乳头, 并检查乳头四周

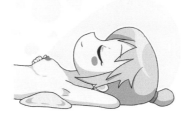

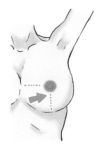

6. 以同样的手法, 检查左乳房的内下方. 在此处偶然会触摸到条状坚实的肋骨或肌肉, 请勿惊慌, 这是正常的

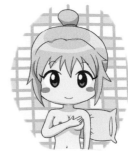
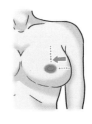

7. 将左手垂下,靠拢身旁,用同样的方法检查左乳房的外上方,由左乳房外侧,向内直至乳头

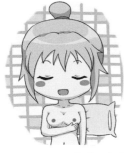
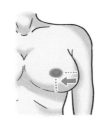

8. 用同样的方法再检查左乳房的外下方,由外侧向内直至乳头

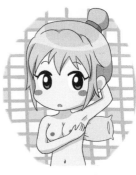

9. 用伸平的手指检查左乳房与腋窝之间,最后检查左腋窝

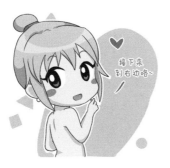

接下来到右边咯~

10. 重复上述过程,检查右乳房

茅枫,1998 年毕业于北京协和医学院八年制临床医学专业,医学博士。现任北京协和医院乳腺外科副主任医师,副教授。

谈谈宫颈癌，HPV 没那么可怕

■ 赵栋

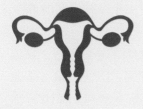

　　宫颈癌在全世界范围内发病率仅次于乳腺癌及子宫内膜癌，居女性恶性肿瘤第三位。数据显示，中国是世界上宫颈癌发病率和死亡率最高的国家之一，每年新增恶性宫颈病变人数达 13.15 万，约占世界宫颈癌患者总数的 28.8%。世界卫生组织（WHO）数据显示，中国女性终身患宫颈癌的风险大约为 0.9%，并且有上升和年轻化的趋势。

　　自从德国科学家、诺贝尔医学奖得主哈拉尔德·楚尔·豪森明确了 HPV（人类乳头瘤病毒）与宫颈癌的因果关系后，广大女性大有"谈 HPV 色变"之势。

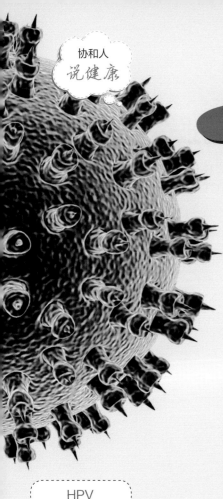

HPV 是什么

　　HPV是人类乳头瘤病毒（Human Papillomavirus）的英文缩写，是一种DNA病毒，隶属于乳头状瘤病毒家族。目前发现一百七十余种不同的HPV亚型，用数字来命名各亚型。

　　HPV很专一，只感染人而不感染生畜，只感染上皮细胞而不感染间质细胞。HPV乃最常见的通过性行为传播的病原体，所幸绝大多数HPV感染无症状且会自愈，只有少数持续感染才会导致癌前病变或疣。

　　感染女性生殖道的HPV有四十多种，其中约15种可导致宫颈癌。根据HPV可否引起癌变将HPV分为高危型和低危型，高危型HPV包括以下几型：16、18、31、33、35、39、45、51、52、56、58、59、68，73，82型，其中又以16型最恶，18型次之，大约70%宫颈癌的罪魁祸首是16，18型HPV，高危型HPV检测已然作为早期筛查宫颈癌的一种手段。

HPV

感染高危型 HPV 一定会得宫颈癌吗

　　答案当然是——不！不！不！。

　　其实HPV检测阳性并不等于是已经患病了，在人的一生中很多男女可能会感染HPV，人体正常的免疫系统完全有能力对HPV进行识别并加以清除，绝大多数感染者可以在6~18个月清除病毒，使HPV转阴。HPV阳性只是提示有HPV感染，离真正患病还有很长的距离。

既然 HPV 感染大部分会转阴，那不管不顾可以吗

　　我们不能过度恐慌 HPV，但也不能轻敌哦！当体检发现高危 HPV 阳性时，建议同时做一次宫颈细胞学检查（TCT/LCT），如此项检查也有异常的话，应做**阴道镜检查**。

　　阴道镜检查的目的是要全面评估宫颈、阴道等部位是否有病变，并对异常部位做一个活检（就是取米粒样细小的组织），最后得到病理诊断结果。病理结果是决定治疗方案的证据。假如详细的阴道镜检查没有发现异常，我们就会考虑这个 HPV 阳性只是处于病毒携带者的状态，此时只需要听医生的话，密切随访观察就可以了，就像感染了感冒病毒一样不必紧张。

阴道镜活检究竟有多恐怖

　　一听到阴道镜活检，大部分患者就开始脸色刷白。其实，阴道镜检查并不恐怖。医生通过仪器放大，可以更加详细、直接地观察宫颈，分析整个宫颈是否存在病变。当在阴道镜下发现异常情况时，医生会决定是否需要活检来获取确实的病理证据。按照俗话，就是取一点点"小肉"。其实所谓的"肉"，只是宫颈上极小的米粒样组织，并且宫颈上没有神经，因此对痛觉不敏感。所以，大家大可不必过于担心取"肉"过程中的疼痛。

　　通过活检获取组织送病理检查化验，这是一个明确诊断的标准。有了病理诊断结果，就可以制订一个明确的治疗处理方案了。

拿到阴道镜结果后我们应该怎么治疗呢

目前，阴道用药是否对 HPV 转阴有效在临床上尚无定论，大多数患者是通过自身免疫力提高使得 HPV 转阴。单纯感染 HPV 的患者如果没有癌前病变，一般不需要用药治疗。

以前人们常说的宫颈上皮内瘤变（CIN）是宫颈癌的癌前病变，现在将 CIN2 根据 P16 一分为二。CIN2 P16 阴性或 CIN1 统称为 LSIL（低度鳞状上皮内病变），CIN2 P16 阳性或 CIN3 统称为 HSIL（高度鳞状上皮内病变）。LSIL 有很大机会可以逆转，不必过度治疗。到了 HSIL 阶段，多数情况下需要进行宫颈环形电切术（LEEP）、冷刀锥切术进行病理检查，并根据病理结果决定下一步治疗方案。

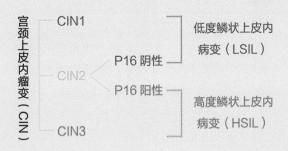

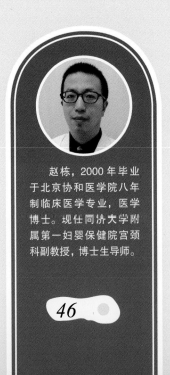

赵栋，2000 年毕业于北京协和医学院八年制临床医学专业，医学博士。现任同济大学附属第一妇婴保健院宫颈科副教授，博士生导师。

HPV 疫苗，该打不该打

■ 赵栋

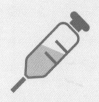

　　HPV 疫苗是全球第一个防肿瘤疫苗，最早推出二价疫苗（"价"意为该疫苗可防的病毒种类），预防 HPV16、18 型。接种 HPV 疫苗主要为预防高危人群（主要为年轻女性）感染高危型 HPV，但短期内难以普及。若男性也加入接种队伍，同样能起到间接保护作用。

　　2009 年推出四价疫苗，加入 HPV6、11 亚型，它们可以预防 90% 的尖锐湿疣，以扩大接种人群。后推出九价疫苗，预防 6、11、16、18、31、33、45、52、58 这 9 种 HPV 亚型，将宫颈癌保护率从 70% 提升至 90%。

男女何时接种，选择几价合适

接种 HPV 疫苗的最佳年龄为 11~12 岁，也可提前至 9 岁；美国推荐的接种上限年龄为 26 岁，全球范围内 9~45 岁均可接种。所以超过 26 岁一样可以接种。美国食品药品监督管理局建议 9~26 岁男性接种，美国疾病预防控制中心推荐男性接种年龄为 11~12 岁，13~21 岁男性之前未接种亦推荐接种。

女性最好选择九价疫苗。男性四价、九价疫苗均可，主要为防尖锐湿疣及阴茎癌、肛门癌等，同时也可保护女性免受 HPV 感染。HPV 疫苗接种 3 针，共 6 个月，第 0、1、6 个月注射接种。

中国父母如何为孩子选择 HPV 疫苗

建议父母在孩子 9~12 岁时为其接种 HPV 疫苗，女孩最好选择九价疫苗，男孩四价、九价疫苗均可。虽然 HPV 感染 80% 以上可被身体自然清除，但该疫苗可预防宫颈癌、外阴癌、肛门癌、口咽癌等的发生。及时接种该疫苗可防范于未然，避免未来悔不当初。

26 岁以后还能接种 HPV 疫苗吗

超过 26 岁、结过婚、生过孩子或正处于哺乳期的，一样可以接种 HPV 疫苗，只是保护效价会低一些，不过一般不太可能同时感染这 9 种 HPV 亚型，所以接种仍有保护作用，这是最大的好处。孕妇不宜接种 HPV 疫苗。

此外，45 岁以下，有过宫颈 LSIL、HSIL 甚至原位癌病变，宫颈 Leep 或锥切术治疗后，仍存在 HPV 持续感染，哪怕是 16、18 这两种高危型感染，也可考虑接种疫苗，以保护免受其他高危型 HPV 感染，同时也可增加对感染亚型的免疫力。

接种HPV疫苗会不会有不良反应

据美国疾病预防控制中心指出，二价HPV疫苗的不良反应有风疹、无力、注射部位的疼痛肿胀、关节肌肉酸痛、过敏反应、血管迷走神经性晕厥等。四价HPV疫苗的不良反应见右侧列表。九价HPV疫苗的不良反应轻症的发生率略高于四价疫苗，系统性的不良反应发生率与四价疫苗类似。

因为有这些不良反应，所以接种的场所应该做好预防措施，比如地板上铺厚地毯，即便病人摔倒也不至于受伤；再比如准备过敏抢救的药品，有备无患。目前还没有任何证据表明这些不良反应与疫苗有因果关系，HPV疫苗还是安全的。全球有超过100个国家批准了HPV疫苗的使用，全球使用量已经超过1亿支。不适合接种HPV疫苗者包括对于疫苗过敏的患者，比如对真菌过敏的人群。

四价HPV疫苗的不良反应

- ☀ 头痛：12%~28%。
- ☀ 发热：8%~13%。
- ☀ 注射处疼痛：61%~84%。
- ☀ 红疹：17%~25%。
- ☀ 肿胀：14%~25%。
- ☀ 眩晕：1%~4%。
- ☀ 倦怠：1%。
- ☀ 失眠：1%。
- ☀ 恶心：2%~7%。
- ☀ 腹泻：3%~4%。
- ☀ 呕吐：1%~2%。
- ☀ 牙痛：2%。
- ☀ 咽喉疼痛：3%。
- ☀ 咳嗽：2%。
- ☀ 鼻塞：1%。
- ☀ 小于1%的不良反应：脑脊髓炎、斑秃、过敏反应、关节炎、阑尾炎、格林-巴利综合征、晕厥、肾衰竭等。

PS

妈妈存在HPV感染，并不会影响分娩方式，完全可以顺产，胎儿可能感染HPV，但绝大多数能自愈，不必担心。

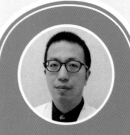

赵栋，2000年毕业于北京协和医学院八年制临床医学专业，医学博士。现任同济大学附属第一妇婴保健院宫颈科副教授，博士生导师。

低头族的警钟——颈椎病

■ 金永明

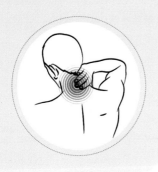

在某著名网络公司工作的美女小张，平日常需使用电脑办公，也是朋友圈的点赞狂魔，微信群里的红包基本也不会落下。对于小张来说，颈肩部酸痛是常有的事，春节过后小张的颈痛就更严重了。

大家知道细长、灵活的脖子是美女的要素之一，然而正是由于脖子的细长和灵活，对颈椎的结构提出了力学的高要求，意味着颈椎是一个比较容易受伤的部位。

随着现代电子产品在人们工作、生活中的普及，低头族俨然是随处可见的群体，随之而来的颈肩痛、颈椎病的发病率也大大增加。如何科学使用和保养颈椎是小张们必备的保健常识，因此，我们就来谈谈颈椎病的来龙去脉和保养常识。

颈椎是什么

颈椎是头连接躯体（胸椎）的重要解剖结构，它既要有足够的稳定性来支撑头的重量，又要有足够的灵活性来满足头部各种器官的功能需求。

人体颈椎由 7 个椎体和 5 个椎间盘以及关节囊、韧带结构提供机械稳定性，同时颈部大小、长短不一的众多肌肉为颈椎提供了动态稳定性。

上述结构的功能减退或丧失会导致颈椎功能的减退，让人感到颈肩部疼痛，上肢麻木、疼痛、无力，严重的会导致四肢无力甚至瘫痪。因此颈椎的保健和治疗也需要从上述结构的保养和维修着手。

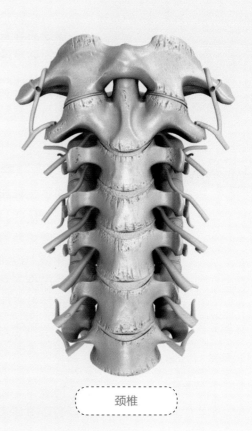

颈椎

51

颈椎病是什么

颈椎病是指颈椎间盘退行性变，及其继发性椎间关节退行性变所致的脊髓、神经、血管损害而表现出的相应症状和体征。

颈椎病主要可分为神经根型、脊髓型、交感神经型、椎动脉型和混合型 5 种。其中临床上最为常见的是**神经根型颈椎病**，约占所有颈椎病的 50%~60%；其次就是脊髓型颈椎病，约占 10%~15%。至于交感神经型和椎动脉型颈椎病则极为少见，诊断也较为困难，是非脊柱外科医生容易过度诊断的疾病之一。

也就是说，颈椎病引起眩晕的可能性比较小，需要脊柱外科专科医生专业的诊断意见，千万不要一有头痛、头晕就给自己套个"颈椎病"的帽子，尤其是那些长期低头工作和玩手机的人群。

颈椎病的易发因素

颈椎病的基本病因是机体的老化。椎间盘组织老化后，中心的髓核组织脱水、变硬、结构松散，同时伴随着椎间盘纤维环（包绕髓核组织的纤维囊袋）薄弱，在生理或超生理负荷下就会造成变性的椎间盘组织从薄弱的纤维环部位突出，压迫神经根或脊髓，从而导致颈椎病。

另外一种常见的情况是颈椎骨刺导致颈椎病。颈椎骨刺是人体感知颈椎不稳定后的代偿性增生反应。所谓的"稳定压倒一切"也是自然界的普遍规律。在骨刺为颈椎带来稳定的同时，有时它会压迫邻近的神经根和（或）脊髓而产生相应的不适，就会引发颈椎病。

　　研究表明：随着颈椎前屈度数的增加，颈椎椎间盘的负重（压应力）会大幅增加，当我们颈椎直立时颈椎负重就是头的重量（大约 6kg，头大的请自己想办法称重），前屈 15°时负重增加到 2 倍，前屈 30°时增加到 3 倍，前屈 45°时增加近 4 倍，前屈 60°时增至 4 倍多，达到 27kg！

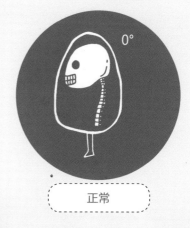

正常

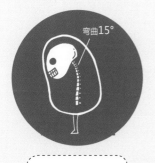

颈椎承重 12kg

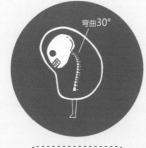

颈椎承重 18kg

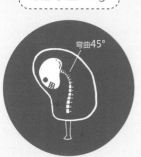

颈椎承重 22kg

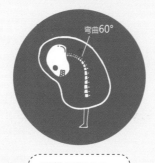

颈椎承重 27kg

会计、作家、驾驶员、从事电脑操作的人员等需要长期低头伏案工作的人群是颈椎病的高发群体。

　　随着颈椎向前屈曲度数的增加，除了颈椎间盘压应力的急剧增加外，颈后部肌肉所承受的牵张力也大幅增加，这会导致颈后部肌肉、软组织的疲劳（劳损）甚至损伤，肌肉力量下降，从而加速颈椎间盘的退变老化。

在明确诊断前，应慎重选择推拿、按摩等治疗方法，因为这些物理治疗有时会使病情急剧恶化，并导致严重的后果。

注意

什么时候该去看医生

如果您有下列典型表现，需要及时咨询脊柱外科专科医生：

神经根型颈椎病的典型表现：疼痛由颈部放射至一侧上肢、前臂或手部的特定部位。在多数情况下，伴有手指的麻木和上肢、前臂或手部对应特定肌肉的无力症状。假如上述症状能够在肩上举时减轻的话，诊断就更加明确。这里需要强调的是，此型颈椎病以单侧症状为主，神经根型颈椎病很少表现为对称性双侧症状。

脊髓型颈椎病的典型表现：手变得笨拙，持物不稳，不能系衬衣扣子，或者出现写字困难；下肢行走不稳，需要扶拐行走；严重的会出现大小便失禁等情况。这种症状一般都是双侧受累，程度可以轻重不同，往往伴随上肢不同程度的麻木或疼痛而诊断为混合型颈椎病。

出现上述情况时，您需要及时咨询脊柱外科专科医生，尤其是考虑脊髓型颈椎病时。

颈椎病的常规检查

医学检查是诊断颈椎病的常用检查手段，各有优缺点。例如：X 线片可以大体了解颈椎的结构、确定节段和颈椎的稳定性；MRI 对于判断软性结构（脊髓和神经）具有明显的优势，是北美脊柱外科学会（NASS）推荐颈椎病患者的首选检查；CT 对于了解骨性结构确实比 MRI 更加直观、准确。

脊柱外科医生会根据病情选择适合患者本人的检查方法。各类复杂的颈椎疾病需要上述检查的不同组合用于明确诊断、鉴别诊断、确定手术方案等。做了最贵的 MRI 检查又要做 CT 和拍 X 线片的话，您可别认为一定是过度检查哦！

这里我们必须强调一下，**颈椎病主要依靠临床诊断**，是由有经验的脊柱外科医生综合患者的症状、体征、辅助检查甚至诊断性治疗的疗效作出的诊断，千万不要仅凭上述任何辅助检查的结果轻易地给自己戴上颈椎病的帽子，进而尝试各种所谓的保守治疗、微创治疗等疗效不明、疗程不定、价格也许不菲的治疗。

颈椎病的常见检查

☀ 颈椎正侧位 X 线片，颈椎过伸、过屈位片，颈椎双斜位片。

☀ 颈椎磁共振（MRI）、颈椎 CT、颈椎造影 CT（CTM）。

☀ 肌电图和神经传导检查。

颈椎病该怎么治疗

一般来说，神经根型颈椎病的自愈率大于 80%，多数患者的疼痛、麻木和无力症状会在 6~12 周完全恢复。对于症状持续时间较长的患者，保守治疗的预后尚不明确。

目前医学界一致认为，脊髓型颈椎病的症状会一直发展。约有 75% 的患者呈逐渐恶化趋势，20% 的患者病情会缓慢恶化，另外有 5% 的患者病情会急速恶化。

选择手术治疗的原则：①诊断明确；②疾病严重影响日常生活、工作；③规范的保守治疗无效；④手术能够缓解疾病或阻止（延缓）疾病的进展。

怀疑得了颈椎病时，首先建议您及时咨询您信任的脊柱外科专科医生，这比您自己查资料确定治疗方案安全可靠很多。

55

关于选医生，告诉大家几个秘密：

①但凡对诊断尚未明确就建议您手术的医生，请慎重选择。

②但凡不谈疗效只谈微创的医生，请您敬而远之。

③但凡自费项目比例极高的方案，请您仔细甄别（请相信医保部门是在维护广大群众的利益）。

金永明，2001 年毕业于北京协和医学院八年制临床医学专业，医学博士。现任浙江省人民医院骨科副主任，脊柱外科中心常务副主任，主任医师。

颈椎的预防保健方法

颈部良好的姿势是非常重要的。正确的姿势是头部位于"中立位"，从侧面看的话，耳朵与肩膀对齐并且位于肩膀的正上方。这种姿势将头部重量直接置于承重的脊柱上方，最大限度地减少了椎间盘和支撑韧带的压力。

另外，许多颈痛患者颈部、肩背部和核心肌力较弱，通过锻炼可以修复损伤、增强肌力，从而为颈肩部提供动态稳定的动力。

基本原则：

①假如您是外伤的病人或是上述需要就诊的颈椎病患者，请锻炼前咨询脊柱外科专科医生您是否适合锻炼。

②症状从远端（手、脚）向颈部逐步减轻的，可以继续锻炼；相反，症状从颈部逐步向远端发展的，或者明显加重的，请停止锻炼并咨询脊柱外科专科医生。

③请持续进行那些有助于减轻疼痛的锻炼，放弃那些加剧疼痛的锻炼。

更年不是病，更年要防病

■ 陈蓉

　　提到"更年期"，大家的脑海里往往出现的就是一个情绪失控、歇斯底里的老年女性形象。作为女性本人，对于更年期的到来也常常是抗拒的，因为很多人会把更年期与"衰老""女性魅力丧失"联系在一起。

　　作为一个已经专门从事妇科内分泌专业十多年的医生，我有很多话想对女性朋友们讲，但最想讲的就是这一句：**更年不是病，更年要防病**。

更年期本身并不是病，只是女性的人生中必经的一个阶段，但在这个过程中可能会有各种症状表现，会给女性本人的生活带来很大困扰，而且还可能为其老年健康埋下隐患。更年期不仅影响女性本人，还会影响家庭，尤其是丈夫和子女的体验，影响整个社会的和谐稳定。从这个角度讲，全社会都应该来关注更年期，关爱更年期女性。

更年期不是洪水猛兽，但我们需要正视它，并提前做好知识储备。

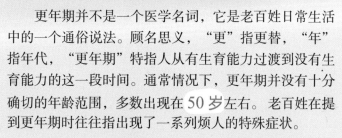

认识一："更年"是通俗说法

更年期并不是一个医学名词，它是老百姓日常生活中的一个通俗说法。顾名思义，"更"指更替，"年"指年代，"更年期"特指人从有生育能力过渡到没有生育能力的这一段时间。通常情况下，更年期并没有十分确切的年龄范围，多数出现在 50 岁左右。老百姓在提到更年期时往往指出现了一系列烦人的特殊症状。

医学上，与更年期相对应的名词是围绝经期。本次月经的第一天距离上次月经第一天的天数叫月经周期。正常情况下，在育龄期女性月经周期是稳定的，一般在 28 天左右。如果临近两次的月经周期长度变化超过 7 天，并且在 10 次月经周期中重复出现就意味着女性进入围绝经期。假设原来的月经周期是 28 天，那如果出现月经周期少于 21 天或大于 35 天的情况，并且 10 次月经中出现两次，就说明这位女性进入围绝经期了。

那什么时候是围绝经期的终点呢？最终一次月经后 1 年仍然不来月经，这时候才可以明确是绝经了，也就是围绝经期的终点。

由此我们可以看出，围绝经期是以月经周期长度的变化来划分的，简单来说，月经乱了就是进入了围绝经期，月经停止 1 年以上就是绝经了。

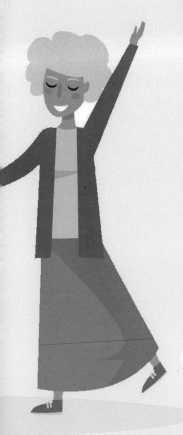

认识二：症状、时间大不同

更年期时，每个女性经历的症状及程度各不相同。有些更年期症状被大家熟知，如潮热出汗、失眠、情绪障碍等；也有很多症状女性甚至经历了都并不知道是由更年期引起的，比如严重过敏，再比如一种被称为"蚁行感"的感觉异常。目前有报道的更年期症状甚至超过 100 种。

女性发生了更年期症状，但因不了解，可能去医院其他科室就诊，可能因骨关节肌肉疼痛去骨科、免疫科，因不明原因的疲乏去内科、中医科，因反复发生的泌尿系感染去泌尿科或肾内科，因情绪障碍、记忆力下降去神经科，甚至因胸闷、气短、胸口痛反复去看心内科。

经常有女性朋友问，现在的人是不是绝经普遍提前了？《黄帝内经》中说"七七天癸竭"，翻译过来就是 49 岁月经不再来，跟现在的平均绝经年龄并无明显差别。

作为女性更关心的是，多大年龄开始进入更年期算正常呢？这里就需要做算术题了。从月经乱到月经彻底停止，平均需要 3 年，但人和人的差异很大，有人可能突然绝经，也有人月经乱的时间远超过 3 年，甚至长达六七年也不在少数。所以，40 岁后开始月经乱就算是正常的。很多人以为更年期是老年人的问题，实际上更年期是中年甚至是青年女性的问题。

更年期症状持续的时间差异就更大了，而且持续时间比我们以为的更长。大部分人会持续 1 年以上，有少部分人甚至会经受长达 10 年的折磨。

更年期的症状与月经乱之间有什么相关性呢？大部分（约 3/4）女性在月经乱的过程中会出现更年期症状，不到 1/5 的女性是先有症状后出现月经乱，还有比较少的女性是在彻底绝经后一段时间才出现症状。

中国女性的平均绝经年龄为 49.5 岁。有大约 1% 的女性在 40 岁之前绝经，这在医学上称为"卵巢早衰"或者"早发性卵巢功能不全"。大约 10% 的女性在 45 岁之前绝经，这部分被称为早绝经。

大多数女性会有或多或少的更年期症状，约一半的女性症状会对生活产生明显困扰，特别严重的大约占 10%。

更年期的症状表现、持续时长，与很多因素相关，如人种、遗传背景、受教育程度、职业、经济条件、生活方式等。如果母亲的更年期症状比较明显、持续时间比较长，女儿也会有相似倾向；受教育程度高的女性，更年期反应普遍比受教育程度低的女性明显，这可能与工作压力、思维特点、体力劳动多少有关；会计、教师群体的更年期也往往更明显、更长。

认识三：更年不是病，更年要防病

亘古以来，长寿一直是人类追求的目标。虽然我们的预期寿命已经在 80 岁左右，但是女性绝经年龄并无明显变化。女性只要活得足够久，就必须经历更年期。就像我们要长大就必须要经历青春期一样，更年期只是人生中必经的一个阶段。更年期本身无所谓好与坏，但更年期作为一个变更的时期，机体的各方面都会发生明显变化，是非常容易出障碍的一个阶段，可谓多事之秋。

前面提到了更年期症状对女性的生活造成了巨大困扰，但作为医生，我需要比普通人关注得更多。更年期对女性更重要的影响是，这个阶段是很多老年退化性疾病起病萌芽的关键阶段，比如骨质疏松症、心脑血管疾病等。

在围绝经期阶段，女性的卵巢功能急剧衰退，雌激素水平总体上从育龄期的高水平波动性下降至绝经后的低水平。在这个过程中，女性的骨量迅速丢失，如果不给予治疗，很多女性在几年以后就会发生骨质疏松症。骨质疏松的发病率非常高，50 岁以上的女性中约 1/3 有骨质疏松症，而且随年龄增长发生率明显增加，80 岁以上女性中 80% 有骨质疏松症。骨质疏松症在早期并无明显症状，故被称为"无声的杀手"，其严重后果

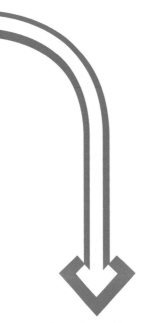

我国著名妇产科专家林巧稚教授曾经说过"妊娠不是病，妊娠要防病"。把这句话套用过来形容女性更年期时的情况，也是十分适合的，即"更年不是病，更年要防病"。

是骨折。一旦发生股骨颈骨折，大约 20% 的人会在一年内死亡，绝大多数人生活质量再也回不到从前。骨质疏松症的医疗费用支出是非常大的，而且骨折后的致死致残、生活质量下降并且需要看护的问题都非常突出，对社会、对个人和家庭都是非常大的挑战。

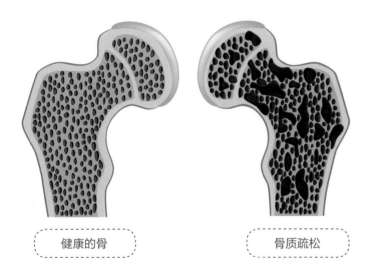

健康的骨　　　　　　　　骨质疏松

对于发达地区的老年女性而言，**心脑血管疾病**已经成为首要死亡原因。女性在绝经前心脑血管疾病的发病率明显低于男性，绝经后发病率明显上升，绝经是心脑血管疾病的独立危险因素。研究发现，年轻女性之所以不容易得心脑血管疾病，就是因为有雌激素的保护。

如果抓住围绝经期这个关键阶段，女性就可以不得或者晚得这些疾病，不仅可以提升生命的长度，还可以极大程度地提升老龄阶段的生命质量。这正是"更年要防病"的意义所在。

说了这么多，那么该如何应对更年期呢？总结就 8 个字：强大自我，争取外援。

更年期防病之"强大自我"

应对 *1*：提前储备知识

希望广大女性在更年期来临之前就能对更年期有所了解，做到心中有数。一旦发生月经失调、潮热出汗等症状时，不至于惊慌失措。

常有女性来到诊室说，看病的目的是希望再来几年月经。作为医生，虽然我很容易就能帮助您实现这个目标，但其实来月经真不是更年期的根本治疗目的。来或不来月经只是医生治疗时采用的具体方案有所不同而已，只是一个表象。

更年期治疗的根本目的：一是帮助您缓解症状，平顺度过更年期；二是减少或延缓老年病的发生，为健康老年做准备。

应对 *2*：健康的生活方式

所有人都应该注意健康的生活方式，更年期女性就更需要注意。总的来说，就是**平衡膳食、合理运动、不吸烟、少饮酒**。

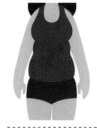

在更年期代谢率开始下降，如果摄入的热量仍然跟原来一样的话，体重就会增加；身体的另一个重要改变是脂肪重新分布，腹部脂肪增加。腹部脂肪增加不仅是体态不再窈窕、不好看的问题，还与心血管疾病风险明显增加有关。

腹部脂肪堆积

如果想体重保持稳定，就需要适度控制热量摄入，但不是一味节食，需强调平衡膳食，尤其需注意充分的钙剂、维生素 D 和蛋白质的摄入。每天需补充 600mg 元素钙和 800~1000IU 维生素 D，这一点大家可能已经比较重视了，但对蛋白质摄入的重要性往往还认识不足。蛋白质摄入不足易导致肌肉量减少，从而引发衰弱等不良后果。所以更年期女性至少需要保证每天一个鸡蛋。

运动好处多多，除了能帮助保持体重体型、对骨骼肌肉有利外，还有助于缓解更年期症状。运动多的人潮热出汗症状相对轻，更容易摆脱抑郁或焦虑的情绪障碍，睡眠也会相对较好。提倡更年期女性每周至少进行 3 次、每次至少 30 分钟、强度达中等的锻炼，每周应有 2 次抗阻力练习。具体的运动方式不限，适合自己的就是最好的。

不管怎样，动总比不动好。

吸烟众所周知的坏处在这里就不提了，我只提一下对女性的特殊之处：吸烟会让女性的卵巢功能提前衰退，并且吸烟女性潮热出汗症状会较重。至于饮酒，对于更年期女性，可以少量饮酒，但不宜贪杯。

应对 *3*：保持积极乐观的生活态度

或许大家觉得，作为一名医生，为什么在这里要给我们灌心灵鸡汤呢？有用吗？您还别说，这真有用。大量的临床经验告诉我，积极乐观女性的更年期会度过得相对平顺。

重视自我，平衡工作家庭

小时候，我们的道路常常是由父母或是别人来帮助选择的，自主的余地并不大；慢慢地我们长大，但每个人心灵成长的速度不一样；不管怎样，到了这个年龄，人生路已大致走了一半，是时候该重新审视，充分考虑一下今后的路该如何走了。我们已经有了一定的阅历、一定的沉淀，应该有睿智，能从容地面对生活给予我们的一切了。

我们这一辈人受到的教育多是鼓励要克己为人，建议到这个时候应该要适当突出"自我"，重心不要都放在伴侣和孩子的身上。外面的世界很大很精彩，当你的世界变大后，你会发现自己的格局也会变大，变得大度的你也会更受到周围人包括自己家人的欢迎。

鼓励有自己的朋友圈，多交一些有正能量的朋友。那些已经顺利度过更年期的女性会有很好的示范作用。适当的群体活动特别有助于心理健康，也有利于情绪调节。从职业生涯讲，应保持继续努力的动力，但不要定过高的目标，不要给自己太大的压力。

加强个人管理，修身养性

个人管理除了上面提到的通过优化生活方式管理身体外，还建议多读书。可以适当读一些专业以外的"闲书"。年轻时读不进去的那些书也不妨打开试试，比如一些哲学或是社科类的书籍。女性可能普遍对这类书籍不感兴趣，但是当你有了一定的阅历后，再读这些书还真是不一样了，至少我本人是如此。

推荐"无龄感"生活。不轻言"老"，甚至避免"人到中年"的字眼。请忘掉岁月的流逝，像孩童一样憧憬未知的降临，对一切依然保持足够的好奇，努力让自己变得更好。

这个年龄的我们仍有足够的学习能力，可以利用这段时间培养自己的兴趣爱好，小时候或者年轻时没有条件的事情现在不妨去学一学。见到过好多女性这时候开始学钢琴、学舞蹈、学书法、学画画，因为是兴趣所在，学习效果相当好。

顺从身体的改变

虽然强调运动的重要性，但身体机能的变化是客观存在的，所以咱们应该做适宜的运动，不要超过身体的承受范围。危险性较大的运动不做或者做的时候至少要做好防护。运动的目的是促进健康，不要因不当运动反而给身体带来伤害。

顺从身体改变的另一方面是不盲目保健和整形。每个年龄都有自己的美，20岁女孩子的青春活力是一种美，40多岁女性的知性优雅从容同样也很美，也很有魅力。

有些女性为了留住青春，特别愿意做所谓的"卵巢保养"。其实这个真的没什么用，甚至还有卵巢囊肿因此而破裂或扭转的情况。保持乐观愉快的心情或许还有点用。还有一些女性会热衷于整形手术。爱美之心，人皆有之，个人的选择无可厚非，但至少不要做得太过。岁月该留下的痕迹还是就留下来吧。

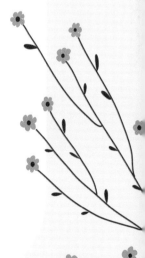

D 应对 *4*：症状来了，积极自我调整

更年期的症状有很多种，一般来说轻度的症状通常可以通过自己调整而解决。鼓励更年期女性多运动，多和朋友聚会；尽量让自己的心情保持在一个比较好的状态，这些都对减轻症状有益。

在生活中还有一些小窍门：比如有潮热出汗的女性，尽量不要穿套头的衣服，改穿对襟的衣服，便于随时穿脱，也就不太容易感冒了；注意环境温度不要过高，注意通风；尽量不要吃辛辣的食物；潮热出汗的症状来临时，可以深呼吸，尽量让自己平静下来。阴道干涩的症状可以应用非处方的阴道润滑剂来改善。

更年期防病之 "争取外援"

更年期女性应争取的外援有两个：家庭，尤其是丈夫的支持与医生的帮助。丈夫和家庭是更年期女性最坚强的后盾，但本文的重点在于后者。

作为一名妇科内分泌医生，我在与众多更年期女性打交道的过程中，从医生视角积累了不少心得，在此想跟大家分享，请听我逐一道来。

A 什么时候该去看医生

大致说起来，存在这 3 种情况之一都应该去看医生：月经问题、更年期症状明显、患骨质疏松症或存在骨质疏松症危险因素。

月经问题

有些女性认为，更年期月经总是要乱的，所以不用管。这话既对也不对，更年期月经一定会有变化，这是对的；如果放任不管，这是不对的。10%~20% 的女性会在更年期发生大出血，严重者需要刮宫止血。

月经紊乱的另一个后果是子宫内膜不典型增生甚至癌变的可能性增加。所以月经发生改变，尤其是经期延长、经量增多时必须看医生。大部分时候，医生只需要很简单的药物治疗就可以让您避开这些风险。

更年期症状明显

这里的症状既包括潮热出汗、疲乏、失眠、骨关节肌肉痛、抑郁焦虑等全身症状，也包括泌尿生殖道的局部症状。只要任何一项更年期症状明显到影响生活的程度，就称为症状明显，就应该去看医生。

症状明显与否关键是看个人的感受。同样是每天 3 次潮热出汗，可能有人认为难以忍受而有人认为无所谓。如果症状已经影响到正常生活，则无须忍耐，应该去看医生。

骨质疏松问题

对于有骨质疏松症危险因素的女性，建议在更年期来临之际主动到医院就诊，测一次骨密度，有助于医生评价未来该女性发生骨质疏松症的风险。骨质疏松症的危险因素有很多，分为固有因素和非固有因素。固有因素是无法改变的，比如从性别讲，女性相对男性更易患骨质疏松症；非固有因素则可能通过优化生活方式、药物治疗等来改善。如果预测未来发生骨质疏松症的风险很高，和普通女性相比，在更年期阶段的治疗是会有所不同的。

骨质疏松症危险因素

固有因素
- 女性
- 绝经
- 人种
- 母系家族史

非固有因素
- 消瘦
- 吸烟
- 过度饮酒
- 饮过多咖啡
- 体力活动缺乏
- 制动
- 饮食中营养失衡
- 高钠饮食
- 钙和（或）维生素D缺乏
- 有影响骨代谢的疾病和应用影响骨代谢的药物等

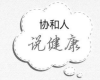

B 看医生前应该做哪些准备

为了您能更有效地与医生沟通，希望在来医院前先做一些准备。

☀ 回顾月经变化的过程，列出最近 2~3 次来月经的时间。

☀ 梳理、罗列自己的症状。

☀ 回顾既往史：

　☀ 有无糖尿病、心血管疾病、高血压等内科疾病。

　☀ 有无血栓史、骨折史。

　☀ 妇科方面是否做过手术？如果做过手术，请尽量将手术的相关资料，如手术记录、病理检查、出院记录单准备齐全。

　☀ 有没有乳腺癌、子宫内膜癌等与女性激素密切相关的肿瘤病史。

☀ 回顾家族史，包括家族的肿瘤史、心血管疾病史、血栓史、骨折史等。

☀ 有无过敏史等。

☀ 之前就诊的病历本。

☀ 已经做过的各项化验检查资料，最好有原始单据，常规健康体检的结果也应该带上。

☀ 已经采用的治疗方法。如果担心记不清的话，可以对着药盒或者原始处方单甚至病历本拿手机拍好照，同其他资料一并交给医生。

千万千万不要本着考大夫的心态，藏着之前的病历本，等着医生花了好长时间问好病史、写好病历、给出检查和治疗建议时，慢悠悠地说，"跟 XX 医生的意见一样／不一样啊！"医学不是做数学题，不是非黑即白。同一个问题不同处理方法还真有可能都是正确的，只是侧重点不同而已。

> 这些情况如果您事先有所准备，医生问起来其实一两分钟也就说完了；但如果不准备，往往一个月经史就会让医患双方筋疲力尽。

有些外地的患者想节约时间，想提前在当地医院做好检查再来就诊，那需要提前做好哪些检查呢？应该说常规体检的项目即可，但至少应包括盆腔超声和乳腺超声。

对于"老病人"还得郑重提醒，复诊时务必带上病历本！切记切记！并不是医生偷懒想少写几个字，而是因为好记性不如烂笔头，时间越长越不容易记准确，而且每天面对那么多患者，真别指望医生能记住您的所有细节。

 医生可能给我什么样的治疗

医生有很多的方法能帮助更年期女性，比较常用的治疗方法就包括绝经激素治疗（MHT）。

为什么 MHT 在更年期治疗中这么有优势呢？我们都知道，疾病的治疗分为对因和对症治疗两大类。对症治疗通常是对疾病的认知还比较局限的时候或者因为其他因素而不得已采取的权宜之计；若有可能，对因治疗则更有优势。

导致更年期各种症状和远期危害的罪魁祸首是雌激素水平的低落或波动，这是更年期问题的根本所在，所以解决更年期问题最有效、最全面的办法，就是补充雌激素。以雌激素补充为核心的这种疗法就被称为绝经激素治疗（MHT），以前也曾经被称为激素补充治疗（HRT）。

 什么情况下应该考虑 MHT？

 这个用医生的语言表达就是"MHT 的适应证是什么？"这个问题的回答非常明确，一是潮热出汗等全身情况严重，二是泌尿生殖道局部萎缩症状明显，三是已经存在骨质疏松症或有骨质疏松症的危险因素。只有存在这三种情况时才会考虑用 MHT。

69

是不是有适应证的女性都可以应用 MHT 呢？

真不是！存在以下情况的女性都不可以应用 MHT：

☀ 不明原因的子宫出血、阴道出血的女性。

☀ 不能排除妊娠的女性。

☀ 有雌激素依赖性肿瘤，如乳腺癌的女性。

☀ 患有其他妇科肿瘤，如子宫内膜癌、卵巢癌等的女性。

☀ 6 个月以内得过血栓的女性。

☀ 存在严重肝肾功能障碍等的女性。

☀ 患有一些特殊疾病，如血卟啉病等的女性。

所以，在治疗前，一定要由医生根据您的病史、检查结果全面评价后作出判断。

我有子宫肌瘤，可以应用 MHT 吗？

一般来说，女性到这个年龄段或多或少有一些疾病，除了子宫肌瘤，类似问题还有很多，比如子宫内膜异位症、高血压、糖尿病等。这些都不是 MHT 的禁忌证，我们称之为慎用情况，也就是这些情况总体上认为是可以应用 MHT 的，但需要慎重对待，需要由专科医生共同参与并加强监测。

MHT 什么时候开始应用呢？

在卵巢功能衰退的早期就应该开始应用 MHT，因为围绝经期或者绝经后早期应用获益更多、风险更小。通常认为，在 60 岁以前或者绝经 10 年以内开始启动 MHT 都是比较安全的。

MHT 可以应用多久呢？

MHT 的应用时间并没有严格限制。只要在治疗期间规律体检和评估，通常建议每年至少一次，只要评估的结果是继续应用 MHT 利大于弊的话，就可以继续应用。

MHT 前和随诊时需要做哪些检查？

在全面了解病史的基础上，通常普通的健康检查就可以了，但至少要做盆腔超声和乳腺超声检查。有条件的话，建议查骨密度。

现在最最核心的问题来了，"医生，我到底用哪个药好呢？"

对不起，在这样一个泛泛的科普文章中我还真不能告诉您，因为我始终认为 MHT 是应该在医生的把关下用药，切不可自己去药店买了药就吃。

我只能告诉您一些总体的原则，比如在围绝经期和绝经后早期我会为您选择能够来月经的方案；等绝经时间比较长了，您的年纪也比较大了，我会给您选择或者更换成不来月经的方案。再比如，只要您有子宫，那么在补充雌激素的时候还得添加孕激素。另外，这些药物并不存在哪个最好的问题，应该说哪个最适合您！这样复杂的问题还是交给专业的医生来做吧。

用了 MHT 可能有哪些获益呢？

首先，应用 MHT 后更年期的各种症状通常可以迅速缓解。如果用了 MHT 症状还不能缓解的话，我们就需要想想有无其他疾病存在的可能性。其次，应用 MHT 对骨骼肯定有益，可以提升骨密度，降低各部位骨折的风险。再次，对皮肤、关节也是肯定有益的。同时，应用 MHT 后心脑血管疾病的发生也是会减少或者延迟的。另外还有一些益处，就不一一道来了。

那么应用 MHT 会有哪些风险呢？

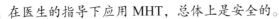 在医生的指导下应用 MHT，总体上是安全的。

有些女性担心是不是会发胖？ MHT 中应用的是雌激素和孕激素，真不长体重。有些女性担心用了激素是否会得癌，尤其是与性激素密切相关的子宫内膜癌和乳腺癌。实际上，只要合理应用 MHT，子宫内膜癌的风险肯定不会增加甚至还会减少。乳腺癌本身是女性非常高发的一种肿瘤，MHT 与乳腺癌的关系还不明确，目前的观点认为这个风险即使有，也是很小的，小于不良生活方式带来的乳腺癌风险增加，比如肥胖、不运动、饮酒等带来的风险，而且这个风险还可以通过优化药物的选择进一步降低。

需要说明的是，所有的获益和风险都是从群体来说的，是指若干女性应用后疾病的发生更少还是更多；对个体而言，应用后获益和风险都是一个概率问题。

对于获益，以骨质疏松症为例，并不是应用 MHT 后就一定不发生骨质疏松症了，只是会减少得骨质疏松症和发生骨折的几率。风险也是同理，不是一个个体应用后就一定会发生，也不会因为一个个体发生了某种疾病就来否定一个疗法。事实上医生们要做的一件重要事情就是把可能发生风险的病人提前挑出来，不给这些病人用。

至此我的"更年不是病"系列就算完结了。虽然已经写了这么长，仍然觉得还有很多话想跟大家说。最后，把这句话送给大家吧：**学会相处就是最好的战胜**。"你愿意或者不愿意，更年期总会来找你，或早或晚；你接受或者不接受，更年期就在那里，挥之不去"。

衷心祝大家从容更年、健康老年！与大家共勉！

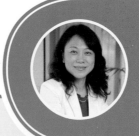
陈蓉，1997 年毕业于北京协和医学院八年制临床医学专业，医学博士。现任北京协和医院妇产科主任医师，教授。

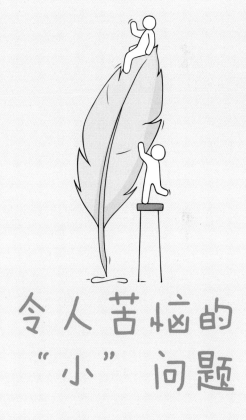

令人苦恼的
"小" 问题

超声发现甲状腺结节怎么办

■ 赖兴建　何蒙娜

随着体检的普及和超声技术的进步，"甲状腺结节"这个诊断如雨后春笋般出现，又如挥之不去的乌云，"飞入寻常百姓家"了。

许多人是完美主义者，容不得身上长任何结节，一听说甲状腺结节就茶饭不思，甚至有人对我说，"大夫，我后事都准备好了。"

甲状腺结节是否真的如此可怕呢？遇到甲状腺结节应该怎么办呢？

其实，甲状腺结节非常常见。多个流行病学研究表明，目前甲状腺结节的患病率大约为50%，也就是说，差不多一半的人有甲状腺结节！现在，有甲状腺结节的人们可以松一口气了吧。有一半的人和你同呼吸、共命运，你有什么好怕的？

但是，凡事都怕"但是"，大约有10%的结节是恶性的，也就是大约5%的人患有甲状腺癌。有甲状腺结节的人们又开始紧张了，我不会是那10%吧？

超过90%的甲状腺癌是乳头状癌，而乳头状癌是一种预后极好的癌。我们业内流传着两句话。第一句，如果这辈子非要得一种癌，那么我就选择甲状腺乳头状癌。第二句，甲状腺乳头状癌死亡的病例比较罕见。也就是说，只有不足10%的甲状腺癌预后不是极好。对于存在甲状腺结节的患者来说，也就是只有不足1%的可能性患有预后不是极好的甲状腺癌，有超过99%的可能性可以继续吃香喝辣，安享晚年。怎么样，人生大起大落是不是太刺激了？

但是，这里又有个但是——

尽管甲状腺结节的整体预后非常不错，我们也应该积极对其进行评估，鉴定其良恶性，挑选出需要处理的乳头状癌，甚至是预后不那么好的其他类型的甲状腺癌。此时我们的主角隆重登场——超声。超声是鉴别甲状腺结节良恶性的首选检查方法。

正如同评价一个人不能光凭一个方面一样，甲状腺结节良恶性的判断也需要综合多个方面，其中形态、纵横比、边界、回声、钙化、血流等因素对良恶性判断均较为关键，个数、位置、大小对处理方式的选择也较为关键。典型恶性结节的超声特征包括：回声低或极低，纵横比>1，形态不规则、边界不清楚，点状钙化以及局限性丰富的血流。极少恶性结节具备上述所有特征，具有上述一个或多个特征时就应该考虑到恶性的可能性。

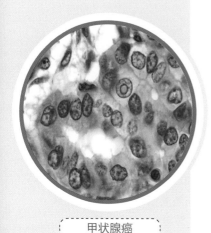

甲状腺癌

下面我们就具体来说一说这些超声特征：

特征1："低"和"高"

回声是超声报告特有的描述。超声描述中必定有对甲状腺结节回声的描述，从"无回声 - 高回声 - 等回声 - 低回声 - 极低回声"，风险依次增加。对于低、极低回声结节，尤其需要警惕恶性风险。

特征2："竖"和"横"

医学专业术语为纵横比，若纵横比 >1，则结节为竖着长；若纵横比 <1，则结节为横着长。纵横比 >1，甲状腺结节长成"高瘦型"，恶性风险明显增加；纵横比 <1，甲状腺结节为"矮胖型"，恶性风险明显减低。

特征3：不规则

简单地说，就是长成了"歪瓜裂枣"，边缘不光滑，像蟹爪一样往外扩散，有些甚至往甲状腺外霸占地盘，这样的结节风险极高，必须尽快来医院就诊。

特征4：钙化

钙化，尤其是微小钙化，是最常见的甲状腺癌类型——乳头状癌的特征性表现之一，但也有一部分其余类型的甲状腺结节钙化，如间断的环状钙化有恶性风险。总之，当超声发现甲状腺结节里出现钙化时，还是来医院就诊，再次评估一下吧。

特征 5："实"和"空"

若您的甲状腺结节特别空，像个水泡，或者像海绵样，由多个小囊结构聚集而成，医学专业术语为甲状腺囊性结节或者甲状腺囊肿，那您可以放心地随访观察它，这样的结节基本不会癌变。若您的甲状腺结节内有实性成分，超声报告会描述为甲状腺囊实性结节或者甲状腺实性结节，那么需要对实性部分进行上述四点特征的再次评估，这个工作就交给专业的超声医生吧。

总结一下，如果超声报告描述的甲状腺结节有"低竖不钙实"即"低树不该实"这五个特点中的任何一点，都建议您尽快来医院就诊；若以上五点均未出现，那您可以放松心情，但也希望您抽空来医院复检一下。

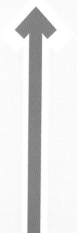

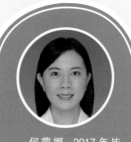

何蒙娜，2017 年毕业于北京协和医学院，医学博士。现任浙江大学附属第一医院超声影像科住院医师。

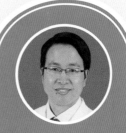

赖兴建，2006 年毕业于北京协和医学院八年制临床医学专业，医学博士。现任北京协和医院超声医学科副主任医师，副教授。

肩周炎不可怕，
不治误治才可怕

■ 钱军

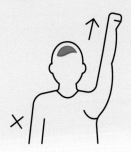

相信不少中老年朋友都有过或者正在遭受肩痛和关节活动受限的困扰。亲朋好友多半会说"您不会是得了肩周炎了吧"。今天我们就来简单聊聊肩周炎是怎么回事。

肩痛和活动受限就是肩周炎吗

首先要提醒大家的是，肩周炎这个概念很模糊，肩关节及其周围许多慢性病变甚至包括颈椎病都可以引起肩部疼痛和活动受限，但只有一部分是医生所说的肩周炎，还有许多其他疾病，比如肩袖损伤、肩峰撞击症、二头肌腱炎等，往往表现和肩周炎一样，如果不经过专科医生确诊而自己盲目锻炼，可能造成更大的身体及精神伤害和物质上的损失，导致更糟糕的结局。

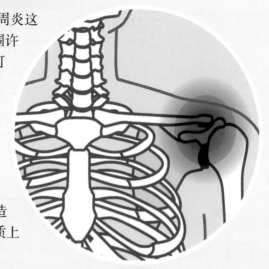

肩周炎

什么人容易得肩周炎

肩周炎好发于 40~60 岁 的年纪，所以老百姓又称其为"五十肩"。迄今为止它的病因并不太清楚，所以也无法直接预防。但研究表明，颈椎病、糖尿病患者以及女性更容易得此病，一旦一侧得过肩周炎，另一侧得的机会就会更高。

肩周炎会自己好吗

肩周炎的治疗和疾病的发展阶段密切相关。典型的肩周炎过程有三个阶段。

第一阶段持续 1~3 个月，主要表现为两点，一是逐渐加重的肩关节疼痛，甚至晚上睡觉会被痛醒，许多病友觉得疼痛不在肩膀而是更靠近上臂中段部分；二是功能活动受限，梳头、提裤子、上厕所等许多日常动作做不到位。这个阶段的治疗主要是对症治疗，包括口服止痛药物、减少肩关节活动、注意保暖、避免受压等。这个阶段一定注意不要过度活动，否则炎症反应会更重。

接下来的第二阶段大概持续 3~6 个月，这个阶段疼痛往往逐渐减轻，但关节各个角度的活动则更加受限，整个关节好像冻住了一样，因此被称为冻结肩。这个阶段的治疗则以功能锻炼为主，包括老百姓所熟知的"爬墙"和超短波、红外线等各种理疗，还可以辅助适当的按摩和手法松解、封闭等。

最后一个阶段则是关节功能逐渐恢复的过程，大概有一半的肩周炎可以痊愈。但这个过程最长可以延续到起病后 2 年。还有一半则会遗留不同程度的功能障碍，甚至一直停留在第二阶段，给生活和工作带来巨大的困扰。对于冻结肩以及无法耐受漫长的第三阶段的病友，包括同时合并肩关节其他病变的情况，微创肩关节镜松解手术具有创伤小、恢复快、疗效确切等优点，是最佳的选择。

最后送大家一句话：
肩周炎不可怕，不治误治才可怕！

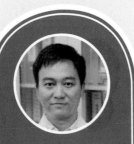

钱军，1999 年毕业于北京协和医学院八年制临床医学专业，医学博士。现任北京协和医院骨科副主任医师。

脚后跟长了骨刺怎么办

■ 钱军

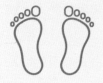

经常有患者咨询"大夫，我的脚后跟长骨刺了！一走路就痛，怎么办？能不能去了它？"

今天咱们就来简单聊聊这个话题。

骨刺怎么来的

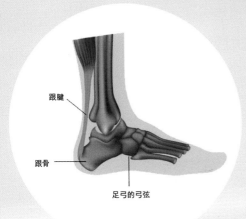

跟腱

跟骨

足弓的弓弦

足部的解剖

我们的脚不是一块平板，它在前后方向有弧形的足弓结构，其中脚的骨头构成了弓的框架，而脚底的肌肉、韧带则构成了弓弦。

足弓的构造使得我们在行走以及跑跳的过程中能承受更大的冲击，并且通过适度的变形能很好地吸收震荡和缓冲，进而保护上方包括膝、髋以及脊柱的关节。如果弓本身弧度不好（扁平足），或者用得时间长了（退变），或者用得太狠了（劳累），或者多个因素作用在一起，就容易出问题。

尤其是弓和弦的连接处——脚后跟，最容易出问题。这个地方反复受到刺激和损伤，导致在应力（弦）的方向骨刺的形成，所以我们仔细观察 X 线片会发现，骨刺方向是水平而不是垂直向下的。

骨刺能去掉吗

有些药物，不管它的名字叫"骨刺灵"还是"骨刺消"，也不管它是狗皮膏药还是神仙水，都不可能把骨刺去掉。试想一下，如果这些药物能把骨刺消掉，那岂不是把脚后跟的骨头也一起消掉了。同样手术也不适用，如果骨刺（弓弦连接处）被去掉了，岂不是弓弦就彻底散架了？那可就真麻烦了！

疼痛怎么办

有许多人走路跑跳活动没有任何问题，但照个脚后跟的 X 线片一样有骨刺。这说明疼痛不是骨刺扎到肉里引起的，实际上水平骨刺也扎不到肉里。但受伤的弓弦结构在外力作用下必然会有炎症反应，真正引起疼痛的是炎症反应。虽然骨刺去不掉，但是减轻甚至消除炎症反应，医生还是有不少办法的。

具体分为以下几个方面：

☀ 减轻局部刺激，包括少走路，避免拿重东西。

☀ 改穿宽松的软底鞋，最好是带气垫的运动鞋，如果有必要还可以定做医用的矫形鞋垫，也可以帮助减轻症状。

☀ 促进局部血液循环，对于没有基础疾病的人，可以采用的方式包括坚持温热水泡脚、局部抹药膏和贴膏药。

☀ 口服消炎止痛药物。

相信经过上述治疗，虽然您的脚上可能有骨刺，但一样可以健步如飞！

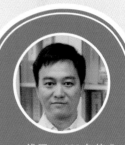

钱军，1999 年毕业于北京协和医学院八年制临床医学专业，医学博士。现任北京协和医院骨科副主任医师。

让人尴尬的尿失禁

■ 黄钟明

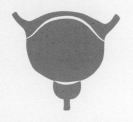

相信许多人对尿失禁有所耳闻，但多数人可能是一知半解，也可能会有人脱口而出："不就是漏尿吗！"没错，但尿失禁所导致的问题的严重性可能被远远低估了。

首先，尿失禁的发病率高，在女性中更高，统计提示我国30%以上成人女性"中招"，国外数据相似或更高，美国由此导致的医疗费用每年高达数百亿美元。由于文化理念、经济水平等因素，许多患者要么觉得难以启齿，或者觉得"不要命，不严重"，患者长期忍受痛苦，影响身心健康。

其次，本病严重影响到患者的出行、社交，甚至被称为"社交癌症"，许多患者因此不愿意出门，有的因此紧张、焦虑、自卑，生活的尊严、自由感、满意度荡然无存。

所以，本病值得全社会关注。

尿失禁的成因

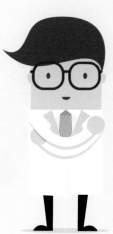

尿失禁主要分为压力性、急迫性和混合性尿失禁。

压力性尿失禁是指因咳嗽、喷嚏、出力等原因引起腹压增高时发生的不自主漏尿。许多患者一动即漏，包括起身、走、跑、跳等，导致患者不敢感冒、不敢抱小孩、不敢锻炼、不敢大笑、不敢爱爱、不敢……急迫性尿失禁是在尿急时发生，混合性则是两者兼而有之。其中，压力性尿失禁发病率最高，本文重点关注的是女性压力性尿失禁。

女性压力性尿失禁病因复杂，相关因素包括年龄、生育（尤其是阴道分娩难产、多产）、肥胖、盆腔器官脱垂以及种族和遗传因素等，此外，子宫切除手术、吸烟、重体力劳动（如举重运动）、便秘、慢性咳嗽等可能也与之相关。

压力性尿失禁诊断主要依据病史、排尿日记、尿失禁评分量表和体格检查。一些常规的实验室检查，如尿常规、肾功能检查等也属必要。病情复杂者可完善超声、CT、造影、膀胱镜和尿流动力学检查以明确诊断。

尿失禁不致命，却也常常导致患者心烦意乱、欲哭无泪，用当今流行的一句网络语来说就是"**这是病，得治**"，而且能治。全社会都应该加以重视，让尿失禁这一"社交癌症"得到良好的控制，提升患者的幸福感。

如何治疗尿失禁

压力性尿失禁的治疗包括非手术治疗和手术治疗。非手术治疗包括盆底肌训练、减肥、戒烟、改变饮食习惯、药物治疗等。对于非手术治疗效果不满意或者拒绝保守治疗的患者，可考虑行手术治疗。目前标准手术方式为中段尿道吊带术，有效率可达80%以上，手术创伤小，手术时间和恢复时间都较短，术后1~2天即可出院。

聊完压力性尿失禁，别忘了还有急迫性尿失禁。后者首选药物治疗，目前国内主要有托特罗定、卫喜康等M受体阻滞剂，其他治疗还包括肉毒素注射以及神经调控（经皮胫神经刺激、骶神经刺激）等。

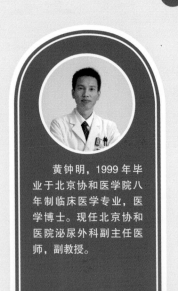

黄钟明，1999年毕业于北京协和医学院八年制临床医学专业，医学博士。现任北京协和医院泌尿外科副主任医师，副教授。

包皮的那些事儿

■ 黄钟明

芸芸包皮，男皆有之，常让孩子不适，
父母焦虑，确有必要全面介绍一番。

包皮过长为何物

包皮过长是指包皮覆盖阴茎头及尿道外口。如果能向上翻转至冠状沟，则为单纯性包皮过长；如果不能翻转至冠状沟，则为**包茎**。

包皮下的藏污纳垢（脱落上皮细胞积聚）是为包皮垢，包皮垢形成的白色团块，称为**包皮囊肿**。

正常包皮自出生前从龟头分离，超过一半的新生男婴包皮回缩不足以使尿道口暴露。出生后，阴茎生长和生理性勃起有助于包皮继续回缩，完全回缩的发生率随着年龄增大而升高。但对于在什么时间之前包皮应该可以正常回缩，尚无法设定一个年龄界限。

根据以上情况，有学者把青春期前存在的包皮过长称为**生理性包皮过长**，青春期后阴茎头仍未外露则为**病理性包皮过长**。

包皮过长分为生理性和病理性，包茎也有生理性和病理性之分。

新生男婴几乎个个是生理性包茎，源于包皮和龟头之间的先天性粘连，包皮口柔韧无瘢痕。病理性包茎多由后天感染和炎症引起的包皮瘢痕形成，包皮口周围可见挛缩的白色纤维环。

了解了以上情况，问题又来了，针对以上不同的状况，如何处理呢？

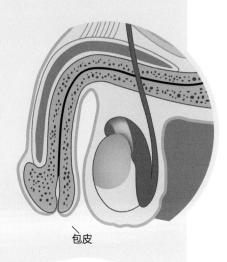

包皮

何为包皮

包皮是指覆盖阴茎头部分的皮肤。它由阴茎体上皮肤延伸而来，在远端形成折返固定于冠状沟下。

生理性包皮过长

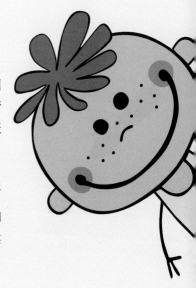

对于新生儿及婴儿，包皮不需要特殊的护理，只需要洗澡时定期清洗。6个月以后可以轻柔地回缩包皮，使之逐渐回缩越过龟头，对包皮下进行清洁和干燥。洗澡后，应将回缩的包皮拉下至其覆盖龟头的正常位置，否则可能导致包皮嵌顿。

随着年龄的增长，应该指导其自行回缩包皮、定期清洗并恢复包皮至其正常位置。有困难的，可在医生指导下进行练习，局部用皮质类固醇治疗（如0.05%倍他米松乳膏）可加速获得包皮回缩的自然进程。

病理性包茎

对于病理性包茎，尤其是以前能回缩，后来又不能回缩，包皮口的刺激或出血，排尿困难，勃起疼痛，复发性阴茎头包皮炎，长期尿液滞留伴包皮鼓胀，甚至出现复发性尿路感染、复发性/重度阴茎头包皮炎或其他并发症的，经过包皮牵拉练习，局部用皮质类固醇等保守治疗无效的，就应该考虑包皮环切术了。

事实上，需要手术干预的病理性包茎发病率似乎极低（尤其是青春期前和青春期的男性）。

判断困难？交给医生吧。至于因其他形形色色的原因欲行包皮环切者，更是只能由专业医生来判断是否属于可以选择的适应证了。

提到包皮环切，有必要谈谈新生儿包皮环切。由于宗教、文化以及习俗等原因，在部分西方国家（美国等）、民族（犹太民族等），前者大部分，后者则是常规行新生儿包皮环切。最近的一项人口学数据也证实新生儿包皮环切可以有效预防浸润性阴茎癌的发生。此外，包皮环切也被证实对预防感染、艾滋病的发生和传播以及宫颈癌的发生有益。

　　但这些数据仍不足以用来推荐对新生儿常规进行包皮环切术，后天的卫生状况同样重要。国内也有文献支持包皮环切的最佳时机为青春期或青春期后。

　　包皮环切的手术方式多样，应根据手术对象的年龄、包皮局部情况以及医生技术特点来决定，请一定到正规医院检查与手术。

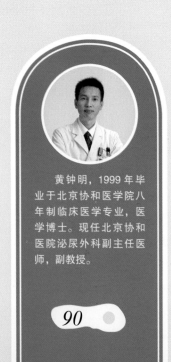

黄钟明，1999年毕业于北京协和医学院八年制临床医学专业，医学博士。现任北京协和医院泌尿外科副主任医师，副教授。

聊聊下肢静脉曲张

■ 狄潇

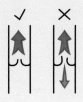

长时间站立工作的人，容易有下肢沉胀感并出现小腿上"蚯蚓"状的"青筋"。这其实是得了下肢静脉曲张。

那些"蚯蚓"状的"青筋"就是迂曲扩张的表浅静脉，病因可以是浅静脉本身的病变（最常见），也可以是深静脉的病变引起的；有可能是先天发育异常，也有可能是后天的血栓形成引起的。

但下肢静脉曲张究竟是怎么一回事呢？

什么样的人容易得下肢静脉曲张

静脉曲张家族史：静脉曲张同家族遗传有一定关系。有研究表明，若父母双方皆患有下肢静脉曲张，子女患有同种疾病的风险高达 90%；若父母仅有一方患有下肢静脉曲张，后代中男孩患病概率约为 25%，女孩患病概率约为 62%。

☀ 年龄：随着年龄增长，患病几率升高。

☀ 性别：大多数研究认为女性更易患此病。

☀ 加重下肢静脉负担的因素：如长期站立工作、肥胖、多次妊娠、既往下肢创伤、反复静脉炎。

☀ 其他因素：如吸烟、长期不活动、低膳食纤维饮食。

发达国家静脉曲张的发生率高于发展中国家；有人统计美国的不同族裔中，西班牙裔白人最高 26%，亚洲裔最低 19%。

下肢静脉曲张常见吗？

非常常见，通常认为成年人的下肢静脉曲张患病率在 5%~30% 之间。在中国，静脉疾病的患病率达 8.89%，有近 1 亿人患有下肢静脉曲张。

下肢静脉曲张发展的过程是什么样的

从轻到重，下肢静脉曲张的发展可分为 7 级：

☀ 0 级：下肢的沉胀感，外观没有明显表现。

☀ 1 级：毛细血管扩张、网状静脉。

☀ 2 级：下肢迂曲扩张的浅静脉（静脉曲张）。

☀ 3 级：下肢水肿。

☀ 4 级：皮肤改变，如色素沉着、湿疹、脂质硬皮病。

☀ 5 级：皮肤改变 + 愈合性溃疡。

☀ 6 级：皮肤改变 + 活动性溃疡。

疾病的发展从轻到重大致是这个过程，但有些情况下并不是每一级都要经历的。如果不做干预，并不是所有人都会发展为溃疡形成。溃疡形成的患者占所有下肢静脉曲张患者的 10%~20%。

如何避免患上静脉曲张

避免患病，主要还是要从远离或者削弱危险因素的影响开始。基因、性别和年龄是无法改变的，那么我们能够做的是尽量避免肥胖、避免长期站立不动、避免下肢创伤和慢性静脉炎。戒烟，加强锻炼，特别是锻炼小腿肌肉力量，促进血液循环。对于长期站立工作的人，可以在工作时穿戴医用弹力袜。

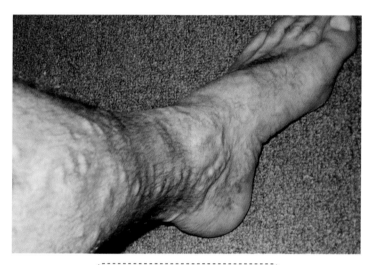

下肢静脉曲张

发现下肢静脉曲张怎么办

出现下肢静脉曲张表现，应当到血管外科门诊就诊。特别是发现下肢水肿、皮肤改变、溃疡的情况下，更应该积极就诊。在诊疗的过程中，医生会判断疾病严重程度，判断引起静脉压力升高的原因以及曲张静脉的范围，并根据以上情况提供诊疗意见。

对单纯性下肢静脉曲张的治疗，血管外科医师会根据患者的实际情况进行判断，一般而言会采取以下几种方案：

● **弹力袜治疗是核心**

大多数情况下，严重程度2级以上的患者均建议穿戴医用弹力袜。

● **针对相关肌肉的锻炼**

抬高下肢及小腿肌群的运动有助于静脉曲张的缓解。

● **采用药物进行治疗**

常用的主要有以下几类药物：

1. 七叶皂苷类：可以降低毛细血管渗透性，增加静脉张力，促进静脉血液回流，减轻水肿。

2. 黄酮类：提高静脉张力，降低毛细血管通透性，提高淋巴回流量，抑制静脉炎症，常见的为地奥司明片。

3. 其他类：包括前列腺素类、香豆素类、纤维蛋白分解类药物、己酮可可碱类，非甾体抗炎药也有一定疗效。

● **是否需要做手术**

是否需要做手术，要因人而异，因症状而异，需要由医生来具体判断。如需要手术进行治疗，目前静脉腔内射频闭合或激光闭合的微创治疗正在逐步取代传统的开放手术。但是对于部分患者，开放手术仍是适合的治疗方式。

下肢静脉曲张常见于长期站立工作的人，同遗传也有重要联系，但本身并不是什么特别可怕的疾病；没有患病时注意预防，发现患病后及时就医，愿各位读者都不受下肢静脉曲张之苦！

狄潇，2012年毕业于北京协和医学院八年制临床医学专业，医学博士。现任北京协和医院外科住院医师。

乙肝两对半，原来这样看

■ 曹玮

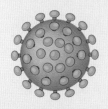

　　乙型病毒性肝炎，俗称"乙肝"，是全球流行、我国常见的传染性疾病。2006年我国流行病学调查结果显示，我国普通人群的乙肝表面抗原（HBsAg）携带率为7.18%。也就是说，全国约有9300万慢性乙肝病毒感染者，平均每15个人中就有1个慢性感染者，这是个庞大的数字。乙肝能够通过血液制品、性接触和母婴途径传播；乙肝慢性感染与肝硬化和肝癌的发生都有很大相关性。因此，了解自身的乙肝感染或免疫状态，对我们及周围人的身心健康都非常必要。

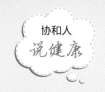
一提到乙肝筛查，大家大概都会想到"乙肝五项"这个耳熟能详的词。不错，目前给普通人群所做的乙肝筛查，主要就是"乙肝五项"。越来越多的体检机构都将它纳入了"体检套餐"的范围。然而，这"五项"结果的解读却大有学问。经常会有人紧张地拿着自己的查体报告到门诊咨询："大夫，你快帮我看看，我的乙肝结果有这么多阳性，是不是病情很严重？"

乙肝五项，其实是乙肝抗原抗体血清学检查的简称。乙肝病毒虽小，但内部结构井然有序、别有洞天。科学家们根据乙肝病毒在电镜下的形态绘制了乙肝结构示意图。乙肝五项中检测的项目正是乙肝病毒结构上几个重要的蛋白成分及其抗体。如果人体感染了乙肝或对乙肝产生了抗体，那么在抽血化验时就能够从血液中检测到这些抗原或抗体的存在，从而判断被检查者乙肝感染或免疫的状态。

涉及的乙肝抗原和抗体如下图。

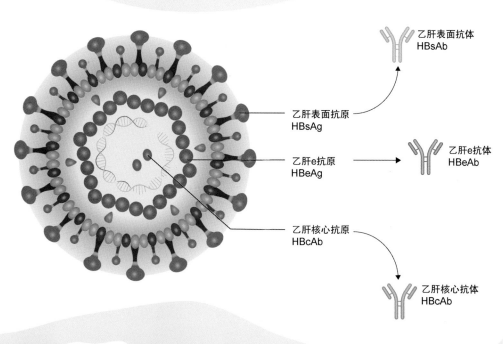

大部分医疗机构检测的乙肝五项包括：

①乙肝表面抗原（HBsAg）

②乙肝表面抗体（HBsAb）

③乙肝 e 抗原（HBeAg）

④乙肝 e 抗体（HBeAb）

⑤乙肝核心抗体（HBcAb）

在乙肝检查的化验单上，一般都是按照上述顺序排列的，因而也常常简单地用数字1、2、3、4、5表示。通常谈论的"1、3、5 阳性"或者"2、5 阳性"都是指对应上述顺序的结果。同时，又因为 1 和 2、3 和 4 恰好为抗原－抗体对，这一检查也常常被称为乙肝"两对半"。

在这五项指标中，第 1 项乙肝表面抗原，也就是咱们老百姓通常说的"澳抗"，是判断得没得乙肝最重要的指标。

澳抗

说起"澳抗"这个词，还有段有趣的渊源。20 世纪 60 年代初，美国有一位名叫布卢姆伯格的遗传学家，他在收集不同人种血液标本研究遗传变异时，偶然从一位澳大利亚原住民血液中分离到一种抗原，将之命名为"澳大利亚抗原"，简称"澳抗"。直到数年后，科学家们才逐渐发现这一抗原原来是乙肝病毒的外壳蛋白，而老布也因为这一发现共同获得了 1976 年诺贝尔生理医学奖。"澳抗"这个词也作为反映人们对乙肝认识阶段性的印记一直使用到今天。

是否具有乙肝表面抗原是判断乙肝感染最重要的指标。

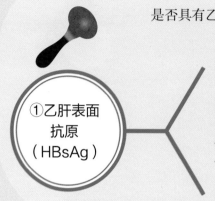

①乙肝表面抗原（HBsAg）

阳性：乙肝表面抗原阳性是判断乙肝感染最重要的指标。一般而言，如果乙肝表面抗原阳性/澳抗（+），即表明存在乙肝感染，但究竟是无症状的携带者还是需要治疗的慢性肝炎患者，还需要结合乙肝其他病毒学指标、肝功能及肝脏B超等结果进一步判断。

阴性：通常表明目前没有乙肝感染。

第2项乙肝表面抗体，在大家体检时出现阳性尤其常见。不过不用紧张，因为这是一种"好抗体"。

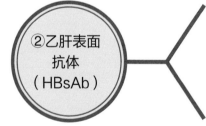

②乙肝表面抗体（HBsAb）

单独阳性：乙肝表面抗体是乙肝的保护性抗体，对人体有益。单独阳性是接种乙肝疫苗后的正常预期反应；抗体滴度越高，保护作用越肯定。如果滴度偏低（低于10IU/L）则需考虑接种加强针。

联合阳性：除了接种疫苗外，乙肝自然感染后也可以产生出表面抗体，当乙肝五项中除了表面抗体外，同时还有乙肝核心抗体和（或）乙肝e抗体阳性，则说明过去某个时期曾经感染过乙肝（通常是没有任何临床症状的隐性感染）。但不管怎样，只要表面抗原为阴性，2、5阳性或者2、4、5阳性均是代表感染后状态，不仅没有现症感染，而且还具有一定免疫保护能力。

当第 1 项乙肝表面抗原阳性时，乙肝 e 抗原、e 抗体及核心抗体的情况可以帮助进一步判断感染的状态。这三项均是乙肝病毒内部的成分及其抗体。据此，我们又进一步划分出"大三阳"（1、3、5 阳性）及"小三阳"（1、4、5 阳性）的乙肝感染者。但不论是大三阳还是小三阳，一旦发现，就应当去感染科医生处就诊并定期随诊，根据病毒复制、肝功能及 B 超等决定何时开始治疗，同时也应当在医生的指导下戒酒并避免其他可能导致肝损伤的药物。

当然啦，还有一种可能出现的检查结果是乙肝五项统统阴性。全阴性的朋友，首先要恭喜你没有感染乙肝，但目前你的状态对乙肝病毒也毫无招架之力。在这种情况下，除了避免前面提到的各种感染途径外，就得抓紧时间去所在地的医院和疾病控制中心按程序接种乙肝疫苗了。

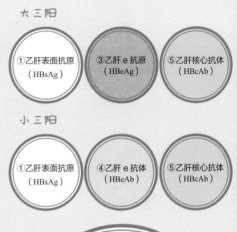

大三阳
①乙肝表面抗原（HBsAg）　③乙肝 e 抗原（HBeAg）　⑤乙肝核心抗体（HBcAb）

小三阳
①乙肝表面抗原（HBsAg）　④乙肝 e 抗体（HBeAb）　⑤乙肝核心抗体（HBcAb）

大三阳和小三阳均属于慢性乙肝感染，它们的差异在于"3"（e 抗原）或是"4"（e 抗体）阳性，这是由于感染乙肝病毒株的不同以及人体免疫反应应答不同而造成的。

特别感谢北京协和医院感染内科
周宝桐教授对本文的指导

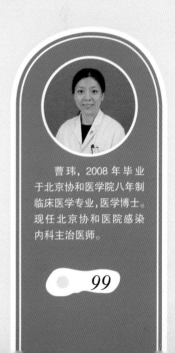

曹玮，2008 年毕业于北京协和医学院八年制临床医学专业，医学博士。现任北京协和医院感染内科主治医师。

99

最是一年春好处，
花粉过敏要关注

■ 王良录

阳春三月，春暖花开，人们脱去厚重的冬装，迫不及待地投入大自然的怀抱，尽情享受着明媚春光。

可是对于某些人，这生机盎然的春天却成了他们的"受难日"，每天流鼻涕、打喷嚏、鼻子痒、鼻子堵、眼睛红痒、耳朵痒、嗓子痒，个别人甚至会出现咳嗽、憋喘。

他们怎么了？是感冒引发气管炎了吗？不是，他们是得了一种其实很常见但不为大家所熟悉的过敏病——春季花粉症。

每到春天，我们每个人都会吸入花粉。

花粉对于绝大多数人是无毒、无害的，但是对于少数具有特殊遗传素质的人却可以引起过敏，引发上面提到的那些令人烦恼的症状。

这些症状与感冒还真有点儿像，那如何判断是感冒了还是对花粉过敏了呢?

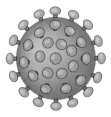

感冒是病毒感染引起的，它除了能引起流鼻涕、打喷嚏、鼻子堵以外，或多或少还会有头痛、嗓子痛及发热等症状，一般不会引起鼻子痒、眼睛红痒、耳朵痒、嗓子痒，症状一般持续一周左右经治疗或自然缓解。

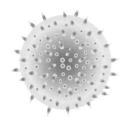

花粉症流鼻涕、打喷嚏症状重，每天喷嚏能打几十个甚至上百个，鼻涕像清水一样稀，多得能自己流个不停，鼻子痒、眼睛红痒、耳朵痒、嗓子痒症状明显，不会有头痛、嗓子痛及发热等感冒症状，症状可持续3~4周甚至更长时间。

花粉症还有两个突出特点:

❋每年都会定时发作，哪天开始、哪天结束前后差不了几天。

❋症状甚至会受天气的影响，晴天重、阴天轻，下雨天症状明显减轻甚至奇迹般地消失，但是雨过天晴后症状会再发甚至更重。

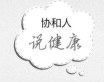
怀疑自己得了春季花粉症应该怎么办

如果您怀疑自己得了春季花粉症，那么就建议您到专门的变态反应科就诊。

变态反应科医生会根据您的症状，通过做皮肤试验、抽血查花粉特异性 IgE 抗体帮您明确诊断，并且明确您是对哪种花粉过敏。

去医院就诊前，您应该把感冒药、抗组胺药（俗称抗过敏药，如氯苯那敏、氯雷他定、西替利嗪）至少停服 3 天以免影响皮肤试验的结果。去医院检查当天最好空腹，至少早餐不要吃油腻的东西，以免影响抽血检查。

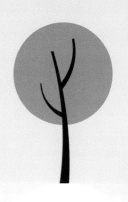

引起春季花粉症的花粉主要是树木花粉，比如柏、白蜡、法国梧桐、臭椿、杨、柳、榆等树木花粉容易引起过敏。

确诊自己得了春季花粉症应该怎么办

首先应该尽量避免接触引起您过敏的花粉。

如果确诊得了春季花粉症，建议您在春季尽量少去树木繁茂的公园、郊外。如果必须去，则建议您戴上专门的防花粉口罩或鼻腔内应用花粉阻隔剂（目前市面上有油膏剂及干粉鼻喷剂两类，干粉鼻喷剂效果好、感觉更舒适）。

尽量待在室内，减少户外活动，有条件的可在家里加装空气过滤机。

上述措施能通过降低花粉的吸入量而有效减轻症状，但不可能完全消除症状，有症状应该及时用药控制。

用于治疗春季花粉症的常用药物包括以下几种：

● **口服抗组胺药**

建议睡前服用不嗜睡的第二代抗组胺药，以免影响学习和工作。

● **肾上腺皮质激素喷鼻剂**

大家一提激素就有点谈虎色变，生怕会引起发胖、骨质疏松、抵抗力下降、内分泌紊乱等严重副作用。其实不必担心，这些副作用主要是在激素口服或静脉应用较大剂量或较长时间全身用药时才会出现。鼻内喷用属于局部用药，只作用于鼻黏膜，不会引起上述严重的全身副作用。

● **减充血剂**

建议仅在鼻堵明显时应用，每天用药不超过 3 次，连续用药不超过 5~7 天，以免引起药物性鼻炎。

● **色甘酸钠或抗组胺药滴眼剂**

用于控制眼睛红痒症状。色甘酸钠起效慢，最好在发作期前 2~3 周开始用药；抗组胺药滴眼剂起效快，可在症状出现时应用。

如果效果不好，可考虑短期应用肾上腺皮质激素滴眼。由于长期应用肾上腺皮质激素滴眼可引起白内障、眼压增高，故应尽量少用。

如果出现了咳嗽、喘憋等症状，应及时到医院就诊，医生将会根据您症状的严重程度用药止喘。

如果您每年症状的持续时间超过 2 个月，可以考虑长期（3~5 年）接受免疫治疗（即常说的脱敏治疗），争取不再年年发作。

应用肾上腺皮质激素喷鼻剂时应注意以下两点：

1. 应连续用：肾上腺皮质激素喷鼻剂一般用药 3 天开始起效，用药 1 周药效达到高峰，间断用药不会产生明显效果。

2. 应提前用：如果您知道自己什么时候症状开始发作，最好提前 3 天到 1 周开始用药以有效控制症状。

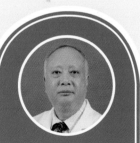

王良录，1993 年毕业于北京协和医学院八年制临床医学专业，医学博士。现任北京协和医院变态反应科副主任，主任医师。

大夫，我会留疤吗

■ 张明子

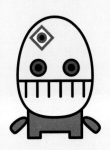

小明划伤了额头，跑到急诊，大夫给他处理伤口后，小明问："大夫大夫，我会留疤吗？"

大夫："您放一百个心……一定会留疤的。"

小明："大夫，您不按套路出牌啊！"

许多患者会在整形外科的门诊或急诊遭遇大夫这样的"暴击式"回答，为了安慰诸多受伤的心灵，那么我就给大家科普一下关于疤痕的知识吧！

为什么要靠疤痕来愈合

可能大家会这么想：人体为什么要通过疤痕来愈合而不通过正常皮肤来愈合呢？反正都可以拿来填补伤口嘛。

有句古话说得好"聪明的人不会在同一个地方摔倒两次"，咱们的身体可都是"聪明"级别的元老！当人体皮肤破损时，人体君就会"意识"到："哟！我这么完美，居然有如此薄弱的地方？！不开心！"

这时摆在人体君面前的是两种不同的材料来填补创面，一种是质地柔软的皮肤组织，另一种就是质地坚韧的疤痕组织。人体君为了避免"薄弱"的部位再次受到伤害，必然会选择质地坚韧的疤痕组织来进行修复。

除此之外，疤痕组织还有一个"敌强我强"的特点。皮肤损伤时，我们往往会看到皮肤的伤口是敞开的，这说明存在一种拉开伤口的力，专业上将这种力称为张力，当这种力越大，人体君就会制造更大、更坚韧的疤痕来抵抗这种力！所以，我们所谓的外科伤口缝合，其实就是一种人为对抗张力的方法。

人为什么会长疤？

人体是一个非常复杂而又精密的生物体，当人体的皮肤受到损伤时就会通过疤痕来进行愈合，填补伤口，也就是说疤痕是人体愈合的一种生理现象。

跟吃喝拉撒睡一样，疤痕可不会因为你不喜欢它，它就消失，与其天天看着疤痕生气，倒不如转变心态去正确对待它。

如何减少疤痕

首先要明确，所有的措施都是减少疤痕的形成或者让疤痕显得不那么明显而已，并不是将疤痕完全去除（又是一击暴击伤害）。

● 伤口处理过程

我们都知道，啥事儿都得从娃娃抓起，抗疤斗争也是一样！如果想要疤痕小而隐秘，需要在切口和伤口处理的过程中就进行干预，包括对于手术切口的设计、伤口的处

105

理方法、缝针缝线的选择、缝合技术的应用等，这就需要专业整形外科医师的帮助。

● **伤口愈合过程**

在伤口的愈合过程中，需要规律换药，预防伤口的感染。

● **拆线处理**

伤口愈合良好，应按照医师的意见，如期拆除缝线，减少对皮肤的异物反应。这里要注意哦：一定是伤口愈合良好的情况下如期拆除缝线，若伤口愈合欠佳却强行拆除缝线，可能会导致伤口再次裂开，这就是捡芝麻丢西瓜了。

● **疤痕处理**

痂皮脱落后可以使用一些抗疤痕的药物进行涂抹。

凝胶类的药物比较适合应用于面部或其他不被衣物覆盖的地方（因为穿衣后很容易将涂抹的药物擦掉，反而起不到抗疤痕的效果）；在衣物覆盖的部位可以使用疤痕贴，有的疤痕贴清洗之后可以反复使用，简单方便。

除此之外，还有一种比较有效的减少疤痕增生的方法，就是压力治疗，可以对愈合的伤口部位进行有效的（有一定的压迫感才算是有效，压不住的不算哦）、持久的（每天不间断）加压。压力治疗必须同时达到以上两个要点才有效，所以一般适合于身体比较平坦的部位。

最重要的是耐心

疤痕并不是在拆线之后就停止生长的，因此抗疤痕的过程也算得上是一个"持久战"，有时可能会持续半年甚至更久，需要有足够的耐心对待哦（又是一击暴击）！

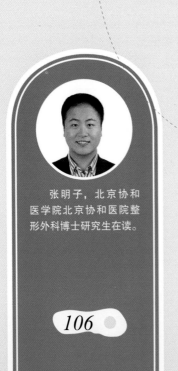

张明子，北京协和医学院北京协和医院整形外科博士研究生在读。

青春在战"痘"，
不青春仍在战"痘"

■ 舒畅

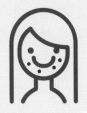

　　油性痘痘肌常常给爱美的年轻人平添了不少烦恼。有人说，青春期之后就不会再长痘了。事实上，成年人也会因工作、生活压力导致内分泌失调而同样长痘。青春痘是清洁不彻底引起的吗？青春痘是饮食不当引起的吗？对于油性痘痘肌我们应当怎样应对呢？

什么是青春痘?

民间有"十男九痔"的说法，意思是说痔疮发病率很高，从这个角度上看，痤疮绝不输给痔疮。痤疮俗名青春痘，是皮肤科最常见的疾病之一，据统计，每10个人中就有8~9个人得过痤疮。痤疮在青春期过后往往能自然减轻和痊愈，但也有少数人一直到40岁仍然有痤疮。痤疮是皮肤上毛囊皮脂腺单位的病变，可以表现为粉刺、丘疹、脓疱、囊肿和瘢痕形成等多种类型的皮损。

痤疮是怎么来的

痤疮由多种原因造成，雄激素刺激、毛囊角化过度、皮脂分泌增多、炎症和细菌增殖是造成痤疮发生的四个核心环节。

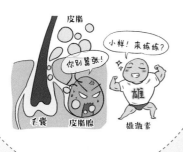

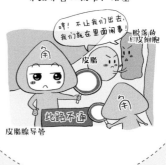

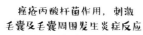

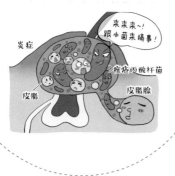

雄激素不是男性专利，女性的卵巢和肾上腺皮质部分也有雄激素分泌。在雄激素的刺激下，人体的皮脂分泌增加，毛囊皮脂腺导管也受雄激素影响而过度角化。由于导管口径变小、狭窄或阻塞，皮脂等物质不能正常排出，于是在开口处聚集。起初这些聚集物比较松散，随着压力增大，它们逐渐变得紧密而形成板层凝固物。这时皮肤表面会鼓起一些白色或黑色尖顶的小丘疹，称为白头或黑头粉刺。在这些堆积物质的刺激下，皮肤出现炎症和局部细菌过度增殖，于是形成了红色的丘疹和脓疱。如果堵塞物继续堆积，粉刺内部破裂导致局部炎症加剧并破坏了局部真皮组织，则会形成结节、囊肿，最终留下瘢痕。

通过减少皮脂分泌、解除毛囊堵塞、抑制局部炎症和细菌繁殖等方法，可以控制痤疮的进展，防止痤疮变成结节或囊肿，减少遗留瘢痕的风险。目前通过这些方面治疗痤疮的药物发展较为成熟，因此，得了痤疮不要紧，在初起时积极就医，多数可以控制和治愈。

109

痤疮留疤了怎么办

痤疮最让人苦恼的危害是瘢痕形成。对于痤疮瘢痕治疗常常无法获得满意的效果，无法再完全恢复皮肤的平整光滑。但一些医疗手段可以对瘢痕的外观有一定改善，比如果酸治疗、点阵激光、磨削治疗、化学或者激光皮肤剥脱术甚至手术切除等。对于严重的痤疮瘢痕，医生也回天乏术。因此患上痤疮还是应当早期治疗，避免拖延留疤而抱憾终身！

得了痤疮该如何治疗

痤疮根据皮肤损害的类型和严重程度，有一套系统和规范的治疗方法。大多数人无法准确判断自己的病情，应该及时就医。

以粉刺为主的轻中度痤疮患者，外用维A酸类药物是治疗的基础。对于丘疹、脓疱型痤疮，则需在外用维A酸类药物的基础上，在丘疹和脓疱局部外用抗菌药物。中重度痤疮的治疗需配合口服药物。口服抗菌药物常用红霉素类和四环素类，它们有较好的亲脂性及快速消退炎症的作用。具有抗雄激素活性的口服避孕药以及口服维A酸类药物则可持久抑制痤疮复发。

维A酸是维生素A的衍生物，和天然存在的维生素A具有类似的活性，它通过与活细胞核内的特定受体结合而在6~8周内逐渐发挥作用。外用维A酸类药物的单药疗法治疗轻中度痤疮，可促进毛囊角化逐渐恢复正常，降低角质形成细胞的黏着性，减轻毛囊闭塞和微粉刺形成，因而从根本上阻止早期痤疮的产生，并且持久抑制痤疮复发。维A酸类药物同时可以减轻痤疮愈后遗留的色素沉着（痘印），改善皮肤纹理使之细腻，并且没有抗生素耐药性的顾虑，因而成为痤疮治疗的理想药物，被称为痘痘治疗的"基石"。结合其他对症以及辅助治疗药物的"鸡尾酒"疗法，可以使痤疮治疗达到更为显著的效果。

油性痘痘肌肤怎样日常护理

在坚持用药治疗的基础上，日常皮肤护理的一些注意也能帮助我们远离痤疮的伤害：

● 温和清洁、减少刺激

建议使用温和的弱酸性合成清洁剂并用温水（而非热水）清洗皮肤，一日 2 次，可使皮肤的刺激性和干燥性降到最低。皂基产品通常偏碱性，且在硬水地区易形成钙皂堵塞毛孔，应避免使用。此外，应避免用力擦洗及使用磨砂产品；用指尖轻柔按摩清洁皮肤即可。反复的机械摩擦可使炎症性痤疮恶化，并刺激新的皮损出现。

● 选择非致粉刺性护肤品

脂溶性清洁剂、彩妆和美发产品比水溶性产品更易导致粉刺。建议选择非致粉刺性的护肤和化妆产品，如乳液性质的保湿产品或质地轻薄的乳霜。

● 避免日光曝晒

长期紫外线照射可加重皮肤角质增厚，还可使皮肤产生光老化。此外，治疗痤疮所使用的维A酸类药物很多在日光下不稳定，因此适当的日光防护对痤疮患者有一定的好处。

皮肤护理三部曲

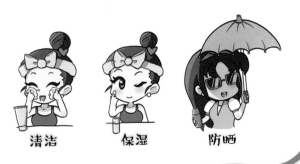

清洁　　　　保湿　　　　防晒

饮食、生活方式哪些要注意

日常饮食和生活方式也和痤疮发生有一定关系，一些小细节有助于减少痤疮的复发：

避免高糖饮食

高糖食物比高脂肪食物更易刺激皮脂腺的过度分泌。因此，应减少糖果、糕点、巧克力等高升糖指数食物的摄入。

避免刺激性食物

辣味食物、饮酒、浓茶和咖啡等刺激性饮食可使皮肤血管扩张，加重皮肤炎症。此外，乳酪等加工食品也可促进皮肤角化和皮脂分泌。因此，适当减少这类食物的摄入对皮肤可有所帮助。

生活规律、精神放松

在夜间，肾上腺皮质会进入休眠状态，各种肾上腺皮质激素分泌都处于较低水平，但熬夜、紧张时，这些激素的分泌会增加。高水平的肾上腺皮质激素和部分来源于肾上腺皮质的雄激素正是痤疮的元凶之一。因此睡眠规律、放松心情，适当减轻工作或学业压力对于减少痤疮的发生是有益的。

有氧运动

研究表明，规律的有氧运动可抑制雄激素的过度分泌，因而可对减少痤疮有一定帮助。但运动前应关注空气污染情况，避免在污染天气进行室外运动。

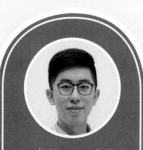

舒畅，2012年毕业于北京协和医学院八年制临床医学专业，医学博士。现任北京协和医院皮肤科住院医师。

洗澡太勤也会得病吗

■ 曹斌

　　有一次出门诊，一个年轻的女病人一边搔抓胳膊一边诉说，全身瘙痒难忍，夜间难以入眠。经过检查，患者全身有很多抓痕，有些部位皮肤粗糙，但没有皮疹。仔细询问病史及日常饮食、生活作息情况得知，是一次外出旅游回来洗澡后发病的，既往没有过敏情况。为了慎重起见，我给她做了相应皮肤实验，均为阴性，最终诊断这是一例皮肤瘙痒症。

人的皮肤表层有自我保护机制，能够有效锁住水分，防止皮肤水分的过度蒸发，并能防止外界有害物质大量透入。正常情况下，皮肤的含水量保持在一定状态，可以使皮肤免受外界侵害并保持皮肤湿润。

常人可以每天洗一次澡。如果本身已经存在皮肤屏障受损的情况，严重时可不洗，或清水冲一下。无论是否存在皮肤屏障受损，都建议大家减少洗涤剂的使用，同时注意避免过度搓洗。若过度或频繁搓洗、用大量洗涤剂清洗，会损伤皮肤表层的保护组织，进而导致皮肤干燥、敏感，皮肤容易受到细菌等微生物的侵袭。

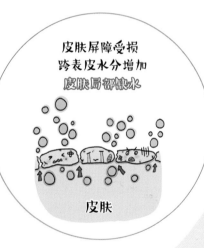

皮肤屏障功能完整
跨表皮水分正常
皮肤不缺水

皮肤

皮肤屏障受损
跨表皮水分增加
皮肤局部缺水

皮肤

这位女士的瘙痒是外出回来清洗过度引发的，产生痒感后又多次搔抓，皮肤进一步被损伤，继而加重痒感。其实遇到这种情况，应该避免再次刺激皮肤，痒时可以轻轻拍打，不用什么药品也能很快痊愈。

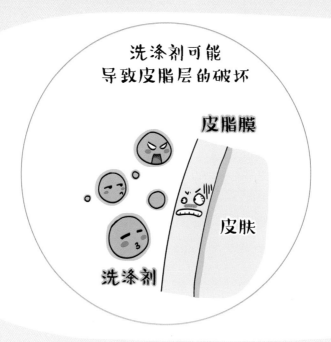

洗涤剂可能
导致皮脂层的破坏

皮脂膜

皮肤

洗涤剂

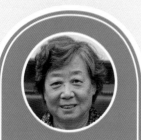

曹斌，1970 年毕业于北京协和医学院八年制临床医学专业，医学博士。北京协和医院变态反应科主任医师，教授。

改善失眠的五大法宝

■ 赵晓晖

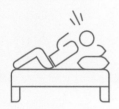

您经历过失眠吗？您周围有为失眠苦恼的亲友吗？如果答案是肯定的，您恐怕会有一个感慨——失眠真愁人！

一愁说不清，经常是不知为啥就是睡不着；二愁没处看：西医？中医？按摩？保健？众说纷纭。最终采取的解决办法往往是"先忍着吧"，殊不知其结果往往更严重。今天就让我来为大家解开这两团愁云。

失眠的原因

有个童话故事叫"豌豆上的公主"，讲厚厚的床垫下有一颗豌豆，都可以让公主睡不好。

对于失眠的人来说，床垫下压着的可不是小小的豌豆，可能有几块石头，几颗钉子，以及烧红的炭。这就是失眠常见的三类病因：石头即各种可能影响睡眠的药物或烟、酒等精神活性物质；钉子即疾病，各个器官系统均有些疾病会出现失眠症状，尤其是神经精神科疾病；烧红的炭则比喻人的不良心理状态，包括多种干扰正常睡眠功能的情绪、想法和行为。

这三类问题可以并存，还经常互相促进形成恶性循环。比如有的患者罹患脑梗死后，大脑功能有一定损伤，同时又因为生病苦恼，疾病及不良心理状态共同引起了失眠，患者自己也深感失眠不利于健康，每天总想补觉，失眠反而越来越重。有人因为焦虑症睡不好觉，试着喝酒助眠，长期形成酒精依赖，因为酒精对大脑的损伤而导致更难纠正的失眠。所以我们要知道，失眠往往是各种原因交织在一起逐渐演变才出现的症状，一百个人就有一百种图解，繁简不一。

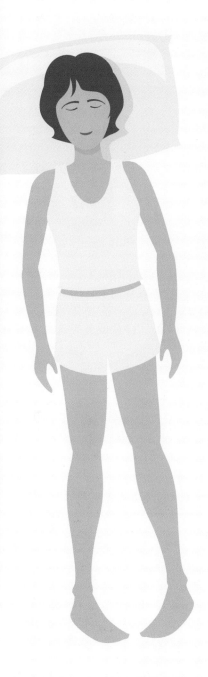

如何应对失眠

好消息是，虽然失眠原因复杂，却不难对付，需要的只是充分的认识和管理。这里提出最重要的五大法宝：

1

及时合理应对

失眠问题越早干预越容易恢复，拖延和不当的应对会使失眠更加复杂迁延。因此发现自己出现失眠时即应正视，采取积极合理的应对措施。但无须着急害怕，要知道多数情况下失眠只是身心失衡的一个小小警报信号，其本身并不危险。

2

注意生活习惯

不提前上床，不长时间补觉，不在日间长时间卧床，规律饮食，适度活动，不在睡前做激烈运动。

3

分析相关疾病和药物

需考虑自己已有的疾病是否近期有波动；失眠前有没有新加用某种药品或保健品；近期有没有新出现某些症状，如神经科症状（如头痛、头晕、健忘、感觉或运动异常等）、精神科症状（如情绪低落、失去兴趣、注意力不集中、持续担忧、紧张害怕、精神亢奋以及躯体焦虑症状，如心慌、尿频、肉跳等），将这些情况告知医生，请医生采取适当诊治。

4

缓和不良心理状态

即便没有焦虑症或抑郁症，单纯害怕睡不着或迫切要睡个好觉的心态也足以干扰睡眠，不可掉以轻心。我国失眠治疗指南指出，1个月以上的失眠都应当辅以心理行为的干预，国际比较认可的治疗方式称为 CBT-I（失眠的认知行为治疗），必要时你可以寻求有此技能的心理医生给予帮助。

5

适当使用药物控制症状

现今有多种助眠药物，中药西药均有，特性和效果各异，可以在有经验的医生指导下使用。使用药物的目的是减轻失眠的不利影响，使患者纠正失眠的过程少些困难。一直被抹黑的安定类药物其实是久经考验的武器，安全而有效。安定类药物确实有一定成瘾性，但并不强烈，很多"戒不掉"的现象其实是因为某些病因没有被发现并去除。反过来我们也要避开这个常见误区：既然用药能睡着，就放任自己只依靠药物，懒得去改善生活习惯和调整自身心理状态，这样使用药物确实不当。

回到开头的比喻，床垫下的石头和钉子我们可以用第二法宝扫除，烧红的炭可以用第三、第四法宝扑灭，而且第一、第四、第五法宝还可以加厚床垫，再有影响失眠的因素来袭时我们就更容易抵御，自然可以高枕无忧啦！

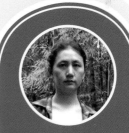

赵晓晖，2004年毕业于北京协和医学院八年制临床医学专业，医学博士。现任北京协和医院心理医学科主治医师。

究竟为什么怀不上孩子

■ 龚晓明

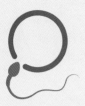

现在不孕的人越来越多，纵观国内治疗不孕不育的机构繁多，其中也有不少坑蒙拐骗的医院，因此写出本篇科普文章，希望能够帮助更多的不孕患者。

首先，要了解不孕，先要知道怀孕是怎么实现的。

怀孕是一个系统工程，必须要一系列的条件都恰好到位的时候才能发生。对于男方而言，要求相对比较简单，只要性生活时有足够健康的精子排出即可。

对于女性而言，月经生理周期和孕育密切相关。

女性的子宫，在每一个月经周期前半段，会出现子宫内膜的生长和增厚，到了月经中期以后，子宫内膜在孕激素的影响下，变为随时准备接收受精卵的"分泌期"状态。如果这个时候没有受孕，那么准备好的子宫内膜就会脱落，以月经的形式排出来。

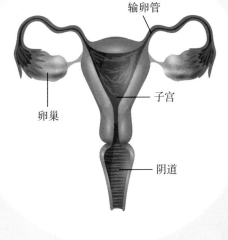

输卵管

卵巢

子宫

阴道

女性生殖系统

女性的卵巢，每一个月经中期会出现排卵，卵子排出后，会被输卵管拾起，并逐渐向子宫的方向运输。如果在输卵管运输的过程中卵子与精子相遇就会受精，受精之后，受精卵就会向子宫的方向运输，直到抵达子宫腔内种植下来安家，此后继续生长发育，长成了一个孩子。

上述过程中任何一个地方有问题，都可能会影响到正常怀孕，导致不孕。

在临床上，对于不孕的定义是：
男女双方在正常同房经过一年的尝试之后，如果不能怀孕，那么称之为

不孕

121

了解受孕的过程后，就可以大概了解如何进行不孕症相关的检查。在临床，对于不孕的检查是一个渐进的过程，从简单到复杂，从无创到有创，一步一步进行，以最简单的代价获得最有价值的信息，这个是原则。

如果诊断了不孕症，首先要进行检查的是男方的精液，了解是否有精子数量、质量的异常，因为这个是无创检查，所以应该作为第一步的检查。精子检查要注意的事项是，在检查之前，需要有 5 天没有性生活，否则会有结果不准确的可能。如果发现男方的精液有数量上的异常或者质量上的异常，应该到男科进行进一步检查，了解导致精液异常的原因。

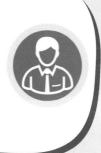

如果经过检查男方没有问题，需要进行针对女方的检查，相对而言，针对女方的检查较为复杂。

通常情况下，前两种方法较为经济便利，往往被首选用于排卵的监测。第三种方法由于需要到医院进行超声监测，费时费力，因此通常情况下用于促排卵的时候监测卵泡。

女性排卵检查是第一项检查，操作比较简单，如前所述，女性每个月只有排卵才能受孕，要了解排卵，有几个方法。

女性排卵检查之一

比较简单的方法是基础体温监测，由于排卵之后卵巢的黄体开始发育，在孕激素的影响下，在早晨安静状态下测得的体温会有所升高。因此通过基础体温测定，可以发现在月经周期中是否有出现早期体温较低，后期体温较前升高 0.5℃（即双相体温）的情况以判断是否有排卵。

女性排卵检查之二

用排卵试纸监测有无排卵。在月经周期中段，卵巢是受一种叫促黄体生成素（LH）的作用而排卵的，现在市场上可以买到测 LH 的排卵试纸，这也是一种了解有无排卵的方法。

女性排卵检查之三

直接用超声对卵巢内的卵泡发育情况进行监测，尤其是在月经中期的时候，如果观察到有增大的卵泡，随后卵泡破裂，也可以判断是否有排卵。

◎ 子宫附件超声检查

子宫附件的超声检查是一项无创检查，也是了解不孕症的一项重要检查。子宫畸形、输卵管积水或者卵巢囊肿均可以通过超声检查来发现。当然，在超声上发现的一些异常现象，譬如一个囊肿，并不能提示具体原因是什么，也许是输卵管积液，也许是输卵管或者卵巢的良性囊肿，但是它有辅助临床诊断的作用。

◎ 输卵管的通畅情况

输卵管的通畅情况是排除排卵问题后的下一项检查。输卵管在盆腔发生炎症的时候，非常容易出现堵塞、积水的情况，也是不孕症的主要原因。输卵管的通畅情况可以通过通液或者子宫造影的方式了解。输卵管通液就是采用生理盐水注射到子宫腔内，通过阻力的判断来了解输卵管的通畅情况。如果宫腔内注射压力过大，提示可能存在着输卵管梗阻的情况。输卵管碘油造影则是向宫腔内注射造影剂，在X线下检查子宫和输卵管的形态。

输卵管通液和子宫造影因为需要通过阴道向宫腔内注射液体，因此有潜在感染的风险，也会导致患者的不适及疼痛，因此认为它是一项有创性检查，但是它相对于腹腔镜、宫腔镜检查创伤又相对更小些。

◎ 卵巢激素检查

卵巢激素检查通常是用于辅助了解体内卵巢的功能。如果是为了了解卵巢激素的基础状态，通常会在月经周期的第2天抽血查卵巢的雌二醇（E_2）、孕激素（P）、促卵泡生成素（FSH）、黄体生成素（LH）、雄激素（T）和泌乳素（PRL）。如果发现某项激素异常，往往需要进一步了解其原因。在月经周期的后半期查孕激素的水平，也可以了解体内黄体的功能情况。

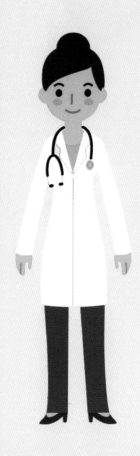

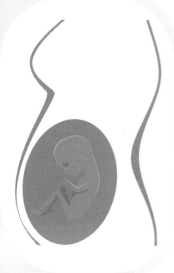

◎ **抗精子抗体**

有关于抗精子抗体等检查，目前在学术界存在着不一致的意见，因此不作探讨。该项检查对于临床有多大的意义，还需要进一步评估。

◎ **腹腔镜和宫腔镜检查**

腹腔镜和宫腔镜联合手术对于不孕症来说，是最后的也是创伤最大的检查。通常情况下，腹腔镜用于腹腔内的脏器检查，了解子宫表面、输卵管、卵巢、腹膜以及腹腔内其他脏器的情况，而宫腔镜则是看子宫腔内部的情况，两者通常在一个麻醉下进行联合检查，以弥补一个检查的不足。

腹腔镜和宫腔镜一个优点是直接。如果说造影是通过影像来了解输卵管、子宫的形态，而腹腔镜和宫腔镜检查则是直接观察，所以是比较直接。另外一个优点是在手术过程中如果发现了异常的情况，马上就可以进行处理。譬如发现输卵管积水，在腹腔镜下可以做输卵管的整形或者造口；如果发现有子宫肌瘤，可以在腹腔镜下手术剔除；如果发现有子宫腔的息肉或者纵隔，都可以在宫腔镜下行手术切除。

因为这是一个需要麻醉的手术，所以就有可能出现手术的一些并发症。通常情况下，如果在之前的检查都不能发现病因，或者发现了病因，需要在腹腔镜或宫腔镜下进行处理的时候，才会考虑这样的手术。

在经过所有这些检查以后，有些患者仍然可能无法发现导致不孕的原因，在临床上可称之为不明原因不孕。对于这些患者，医学家需要进一步探索其病因。

一旦了解了不孕症的病因以后，下一步是考虑治疗。

◎ 男性不育治疗

男方精液异常的问题，往往需要男科的检查和治疗。有些病因，如精索静脉曲张，是可以治疗的，有些病因则无法去除。根据精子质量的异常程度，医生可能会建议通过人工富集精子或者采集单个精子直接注射到卵子里的方法。顺便提一下，精子对高温比较敏感。如果长期工作在高温的环境，阴囊温度太高，有可能会影响精子的发育。因此避免长期的高温，也是有助于男性提高精子质量的。

◎ 女性不孕治疗之一

对于因为卵巢不排卵造成的不孕症，一些患者是由于存在精神因素，譬如老是担心自己怀不上，越怀不上越紧张，越紧张就越抑制卵巢的排卵。因此需要适当地调整心态，自然的心态反而有利于自然受孕。

◎ 女性不孕治疗之二

如果是一些疾病，譬如多囊卵巢综合征导致的不排卵，通常情况下是要用药物来促排卵。但是如果一些患者有卵巢早衰或者年龄较大，则促排卵可能会有困难，需要考虑借别人的卵子来帮助怀孕。

◎ 女性不孕治疗之三

卵巢黄体功能异常的治疗相对来说比较简单，可以通过人工补充孕激素进行替代治疗。

◎ 女性不孕治疗之四

如果是子宫内部或者外部存在异常的器质性占位，则往往是要通过宫腔镜或者腹腔镜手术来进行治疗。譬如子宫内膜异位症，患者往往是有痛经和性交痛，如果可以通过腹腔镜手术治疗，患者在手术后怀孕的机会往往会增加。

125

◎ 女性不孕治疗之五

输卵管梗阻导致的不孕，有些患者可以考虑做腹腔镜下输卵管造口或者再通，也有些医院尝试宫腔镜下用输卵管导丝进行再通。但是如果不成功，试管婴儿可能是最后的解决手段。

对于中医药在不孕症中的治疗地位，由于缺少循证医学的证据，目前并没有得到广泛的支持。然而中医药却成为不少不良医院过度治疗借机敛财的"幌子"，求医心切往往容易上当受骗，要警惕这些"送子"医院。

一句话总结：
不孕症是一种说不难也不难，说难也难的疾病，规范诊治是关键！

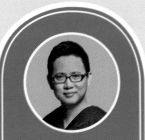

龚晓明，1998年毕业于北京协和医学院八年制临床医学专业，医学博士。曾任北京协和医院妇产科副教授。

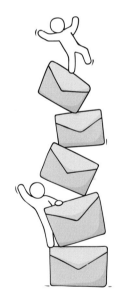

常见病实用问答

高血压可以不用吃药吗

■ 尚云鹏

在中国，每四名成年人，就有一名患高血压。

门诊经常有病人来咨询："我体检查出高血压，能不能不用吃药？"

那么高血压到底能不能不吃药呢？我们就从这几方面来说起。

不需要吃药的高血压

首先确实有两种情况的高血压可以不需要用药。

白大衣高血压

第一种是"白大衣高血压"，或者说是一种虚假的高血压。为什么说是虚假的，因为所谓"白大衣高血压"指的是到医生那里测量血压基本是高的，但其实在家里或者平时的工作中检测血压并不高。这种实际上很多是由于紧张造成的，可以通过24小时动态血压或者家测血压等检查来排除高血压。如果明确是"白大衣高血压"，那就可以不用吃药。

初发轻度高血压

另外一种是初发轻度高血压。根据国际高血压指南，初发轻度高血压可以首先通过生活方式的改变来控制血压。

平时饮食比较偏咸，或者体重偏重，或者运动过少，这些都是导致血压偏高的原因。这些人通过清淡饮食、适当的锻炼和体重的控制，血压有可能得到控制。尤其是减肥和适当长期坚持运动，有可能较长时间将血压控制在正常范围。

保健品能不能根治高血压

我们说保健品就是保健品，只能作为补充的保健而已。如果真的有保健品可以达到根治高血压的疗效，可以想象，全世界一定会广泛应用的，哪里还需要全世界花费那么多财力、物力在高血压及其并发症的治疗上呢？这样的产品肯定会家喻户晓，这段功绩，获得诺贝尔奖肯定没有问题，怎么可能大家都不知道呢？显然这只是一个骗人的营销手段而已！

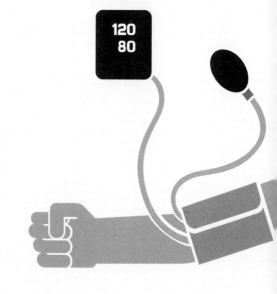

降压药物有没有副作用

"是药三分毒"，降压药物当然也会有副作用。目前使用的降压药物都很清楚地标示出可能的副作用。实际上，因为高血压有非常广泛的患病人群，并且往往需要长期服用药物，所以目前临床上还在使用的降压药物，在安全性方面都经过了很长时间的巨量人群的考验。在这种情况下，目前还在临床上使用的药物，副作用基本上都比较少。

在应用的过程中，您的主治医生会根据您的整体情况选择相应的合适的药物，并且在随访过程中，要对其疗效和副作用进行进一步的监测和评估，加以增减，为您量身制订最合适的治疗方案。在这种严密监测下，降压药物的副作用，很少会产生较大的不良影响。

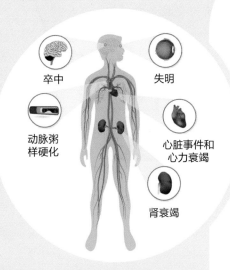

卒中　　失明

动脉粥样硬化　　心脏事件和心力衰竭

肾衰竭

高血压引起的靶器官损害

高血压可不可以不吃药

高血压实际上是一个整体的过程。人体血压升高，可以造成各种脏器的损害，比如心脏的肥厚，肾功能的下降，全身血管硬化等。这些相应的损害会进一步推进血压的升高，从而造成恶性循环。

所以，如果早期血压不能得到良好的控制，等到后期脏器受损后，血压控制会变得非常不容易。比如原来仅仅一种药就可以很好控制的高血压，如果过了几年没控制，肾功能受损，很可能三种四种药物都很难控制血压达到标准。因此早期良好地控制血压，不是等到脏器受损再开始治疗，是避免后续脏器损害、打破恶性循环的基础。

降压药物得吃一辈子吗

高血压患者一旦吃上药，就得一辈子吃下去不能停吗？正如刚才所说，高血压通过适当的饮食控制、体育锻炼和体重控制，是可以让血压得到一定控制的。但是前提是，血压早期往往应用一种药物就可以得到良好的控制。在夏天天气暖和时，人体血管会扩张，血压可以下降，这个时候降压药物就可以减少，甚至可以不吃药。当然别忘了监测血压，要保证整体血压平稳控制，也别忘了在天冷之前把药加上哦！

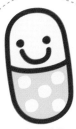

如果您的血压监测高于正常，就要一直吃"我"，不能停！

降压药物

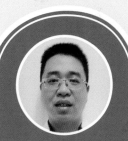

尚云鹏，2000 年毕业于北京协和医学院八年制临床医学专业，医学博士。现任浙江省第一医院心血管内科副主任医师。

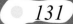

心绞痛究竟是一种什么样的痛

■ 尚云鹏

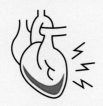

就目前情况而言，心脑血管疾病已经成为最主要的死亡原因之一，发病率近年来一直呈升高趋势，人们对心绞痛也越来越重视。但是胸痛有很多原因、很多表现，什么样的胸痛才是心绞痛呢？让我们了解一下心绞痛到底是怎么回事，以及心绞痛发作起来到底是什么样子的。

心绞痛的原因

心绞痛来源于心脏营养的**供需失衡**。也就是说，当心脏需要更多的血液和氧的时候，却得不到足够的血液和氧的供应。所以，首先有一个引起供血不足的原因，大多是由于运输的管道——也就是心脏的血管（**冠状动脉**）狭窄了，导致运输血液能力不足。血管的狭窄程度有一个界限，不到这个界限，血管的运输能力就足够，不会引起心绞痛的发生；超过这个界限的话，运输能力不足，就可以引起心绞痛了。

① 健康的冠状动脉，管腔正常

② 脂质沉积在动脉壁，管腔基本不受影响

③ 明显的动脉硬化斑块，管腔开始狭窄

④ 显著的动脉硬化斑块，管腔显著狭窄，影响心脏血供

一般来说，在休息的时候，心脏需要的营养少，不太会有心绞痛的发生。而在活动的时候，比如快步走、上坡、爬楼梯等，心脏的负荷增大，这个时候心脏就需要更多的血液供应，超过狭窄血管的供应能力了，那就可以引起心绞痛。胸痛的发作会让病人停下或减少活动，这时候，心脏又不需要那么多血液供应了，血管供血能力足够了，心绞痛就缓解了。所以，这就是心绞痛的第一个很重要的特点，也就是有一个**临界的运动量**，超过了会引起胸痛，在相当长时间内这个临界值会基本稳定；休息后往往就可以较快地缓解了。发作胸痛时，病人无法再增大活动量或者继续原来的运动量，因为会引起症状的加重。

冠心病

133

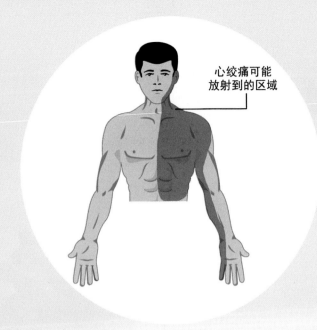

心绞痛可能
放射到的区域

心绞痛的表现

　　我们为什么会感觉到心绞痛呢？心脏的痛觉和通常皮肤上的痛觉是不一样的。皮肤感觉的疼痛是锐痛，部位非常清楚，能够准确的定位是哪个地方产生的痛觉。心脏的疼痛是缺血产生的相关物质刺激神经后传递到大脑，再反映出的相同节段脊髓神经的疼痛。它不仅可以表现为胸痛，上到下颌牙痛，下到腹痛，其实都可能是心绞痛的表现。这种疼痛不能准确定位，常表现为一个范围的疼痛。在有些患者，比如糖尿病患者，内脏的痛觉感受不太敏感，心绞痛可以只是表现为闷，而不是痛。所以，那些部位感觉非常明确的能够用手指指出来位置的胸痛，基本都不太可能是心绞痛，那些变化部位的刺痛也不太可能是心绞痛，出现类似疼痛则无须太过担心心脏的问题。此外，由于缺血相关物质的产生和消退需要一定的时间，所以心绞痛一般持续几分钟到十多分钟，那些几秒钟就会消退的疼痛，或者持续数小时或者几天的疼痛，也不太可能是心绞痛引起的。

可见，心绞痛一般是由于超过一定运动量诱发的胸闷、胸痛，部位不明确，发作胸痛后不能继续进行同等量活动，休息几分钟到十多分钟后可以缓解，是与运动相关的可逆性的胸闷、胸痛症状。

不过需要注意一点，以上心绞痛的表现是在一种稳定的状态。如果心脏血管内的斑块不稳定，可以引起心脏血管里血栓的形成，这时候就可以表现为在休息时的疼痛了。如果心脏血管被完全堵住了，就可以导致心肌梗死。心肌梗死时疼痛往往非常剧烈，有濒死的感觉，疼痛可以持续数个小时以上。在出现这些不稳定型心绞痛的表现之前，往往有相当长的时间是稳定型心绞痛的过程。

认识心绞痛、保持警惕性、及时就诊、尽早规律治疗，这些是避免发生心肌梗死等不可逆转后果的重要基础。

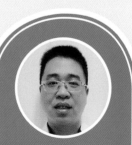

尚云鹏，2000年毕业于北京协和医学院八年制临床医学专业，医学博士。现任浙江省第一医院心血管内科副主任医师。

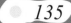

糖尿病：打胰岛素会成瘾吗

■ 李乃适

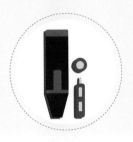

目前社会上很多人，包括一部分糖尿病患者都认为，打胰岛素就像抽大烟一样，一旦用上，就如附骨之蛆，挥之不去，因此将其视为洪水猛兽。然而从科学的角度说，这种说法是完全错误的。

糖尿病是什么

简单说来，糖尿病本身就是一种因胰岛素绝对缺乏或相对缺乏造成的疾病。所谓绝对缺乏是指，胰岛β细胞被破坏，造成胰岛素不能被生产出来；相对缺乏是指，胰岛素虽然数量不缺，但作用却不能被完全发挥出来，造成和胰岛素缺乏相同的效果。因为胰岛素的作用是降血糖，所以胰岛素缺乏就会导致血糖升高，也就造成了糖尿病。因此用胰岛素治疗糖尿病，事实上是一种最为直接的治疗手段，而且因为胰岛素是人体自身分泌的物质，所以从理论上来讲，副作用也应该是最小的。

> **胰岛素是什么**
>
> 胰岛素是人体胰腺内的胰岛β细胞分泌的一种蛋白质类的生理物质，在糖代谢中发挥着巨大的作用，它是人体自身分泌的，和白蛋白、丙种球蛋白一样，对人体而言，是不可或缺的。

传统口服降糖药有哪些

常见的传统口服降糖药包括：

①磺脲类：药物众多，像格列齐特、格列本脲、格列吡嗪、格列美脲等，均属磺脲类。

②非磺脲类胰岛素促泌剂：目前常用的有瑞格列奈、那格列奈等。

③双胍类：应用非常普遍，尽管品牌众多，但实际上均为二甲双胍。

④噻唑烷二酮类：目前主要是吡格列酮。

⑤α葡萄糖苷酶抑制剂类：现在应用最普遍的是阿卡波糖，另外还有伏格列波糖。

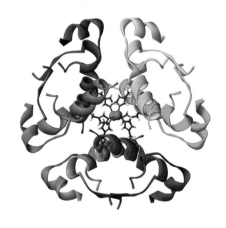

人类胰岛素蛋白的三维结构

磺脲类和非磺脲类促泌剂都是像挤牙膏一样地刺激胰岛 β 细胞多分泌胰岛素；双胍类或噻唑烷二酮类，简单说来主要作用是增加胰岛素的敏感性，也就是增加胰岛素的工作效率；α 葡萄糖苷酶抑制剂类是使食物吸收时淀粉转化为葡萄糖的速度减慢，导致人体胰岛素的分泌量能够承受血糖升高的速度，从而将血糖控制在正常范围内。

因此，所有口服降糖药实际上或多或少都是围绕胰岛素这个环节进行的。但是，这些药物和胰岛素比起来，就不是人体自身分泌的物质，除了极少数主要从胃肠道直接排出外，其余都必须从肝、肾代谢，因此如果肝肾功能不全，则会有中毒的危险。

"天然胰岛素"比"人工胰岛素"好吗

说到这里，大家已经明白胰岛素治疗和口服降糖药治疗的区别了，简单总结就是利用外源性还是内源性胰岛素来降血糖。即使如此，仍然有很多患者对注射的胰岛素表示出很大的顾虑，觉得这是"人工合成"的，比起"天然"的胰岛素来，副作用一定大。这也是一种错误观念。

自胰岛素 1922 年用于临床开始，几乎整整 60 年的时间都用的是"天然胰岛素"，是从猪或牛的胰腺里提取的猪胰岛素或牛胰岛素，跟人胰岛素在结构上是有所区别的，因此易于发生过敏。现在使用的是 1982 年开始上市的基因重组人胰岛素，实际上是把人体制造胰岛素的基因置入酵母或大肠杆菌，让它们"代孕"，生产人胰岛素；由于酵母或大肠杆菌的强大生殖力，胰岛素的产量就特别高。基因重组人胰岛素问世以后，过敏反

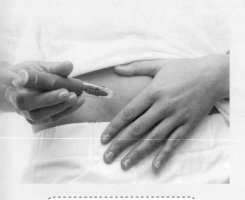

胰岛素是皮下注射的药物

应大大减少了，因此"人胰岛素"实际上是胰岛素研发过程中的一大亮点，但是被讹传为"人工胰岛素"，大家望文生义产生了不必要的误解。因此，误解注射胰岛素是"人工的"而排斥其使用是完全错误的。

胰岛素作为一种特殊的药物，在糖尿病的治疗中是不可替代的，特别是在口服降糖药效果不佳时，都会用胰岛素来解决问题。实际上，因为急症或其他特殊情况短期使用胰岛素，一般都可以在该情况结束后更换为口服药物治疗，所以胰岛素不存在"成瘾"的可能。但当肝、肾等功能已出现损害时，或口服降糖药无法有效控制血糖时，应用胰岛素往往是唯一的选择。

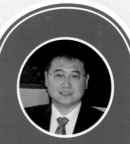

李乃适，2000 年毕业于北京协和医学院八年制临床医学专业，医学博士。2013 年毕业于荷兰格罗宁根大学医学中心，理学博士。现任北京协和医院内分泌科副主任医师，硕士生导师。

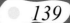

高尿酸血症等于痛风吗

■ 黄晓明

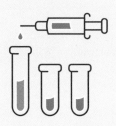

　　小王今年 30 岁，男性，未婚"北漂"，是一位羊肉爱好者。时值冬日，正该是他大快朵颐的时节，但在公司的一次体检后，小王发现自己的血尿酸那项有箭头——480μmol/L（正常值 <416μmol/L）！小王听说尿酸高就是痛风啊！吓得他赶紧来看门诊。医生询问病史后解答了小王的疑问。

高尿酸血症就是痛风吗

不是！

高尿酸血症指的是血里的尿酸水平超过了其溶解度范围。就像盐水浓度太高，盐分就会析出一样，血里的尿酸盐超过一定范围也会结晶、沉积、析出。

尿酸盐结晶沉积到关节等部位引起局部炎症就造成了痛风。但不是所有的高尿酸血症患者都会出现痛风。研究表明，尿酸水平在 416~470μmol/L 之间的患者，14 年间仅有 12% 发生痛风。没有症状的高尿酸，我们称为无症状性高尿酸血症。

尿酸的化学分子式

一次检查尿酸增高就是高尿酸血症吗

不是！

体内的尿酸水平和检测前一天的饮食有关系。如果前一天吃了涮羊肉或者海鲜大餐（我们称为高嘌呤饮食），那么第二天血液中的尿酸水平就会有一定程度的升高。所以抽血检测前 2~3 天应该保证饮食清淡，才能真实反映体内的尿酸水平。

所以抽血检测前 2~3 天应该保证饮食清淡，才能真实反映体内的尿酸水平。

141

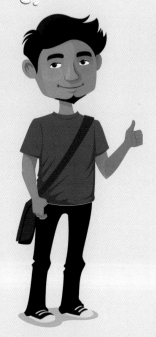

无症状性高尿酸血症不是病吧

是病！

无症状性高尿酸血症虽然不是痛风，但也不是一种正常状态。长期高尿酸血症最直接的后果是尿酸结晶沉积相关疾病，包括痛风、泌尿系统结石和尿酸性肾病，严重的会导致尿毒症。持续高尿酸血症还和高血压、心血管疾病有关。无症状性高尿酸血症也是病，得治！

无症状性高尿酸血症都需要药物治疗吗

不是！

"是药三分毒"，但无症状性高尿酸血症也是一种慢性疾病，因此医生需要权衡利弊决定是否加用降尿酸药物。大多数无症状性高尿酸血症患者，可以通过控制饮食、增加运动、减轻体重等非药物手段改善自身情况，并每年复查尿酸水平。只有尿酸水平特别高（男性 >770μmol/L，女性 >600μmol/L），或者尿中尿酸排泄太多的患者才需要加用降尿酸药物。所以一旦发现自己的血尿酸超出正常水平，最好去医院请医生评估并决定下一步的治疗方案。

小王看完门诊，立刻办了一张健身卡，准备开始健康的生活！

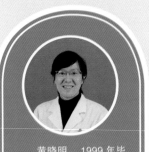

黄晓明，1999 年毕业于北京协和医学院八年制临床医学专业，医学博士。现任北京协和医院普通内科副主任医师。

得了痛风还能喝啤酒撸串吗

■ 黄晓明

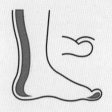

痛风是一种古老的疾病，西医鼻祖希波克拉底认为有一种"恶毒"的"体液"（humors）一滴一滴流入关节造成了这种号称"天下第一痛"的关节炎。如今大家已经很清楚这种"恶毒体液"就是尿酸。所以痛风治疗的关键就在于控制血中的尿酸水平。血尿酸降了，急性关节痛发作就少了，其他器官的慢性伤害也能减轻。

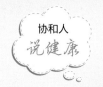

体内的尿酸从哪里来

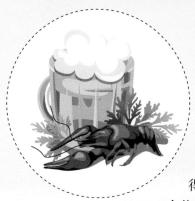

大约 1/3 从富含嘌呤的食物中获取，另外 2/3 由体内新陈代谢自然产生。所谓病从口入不无道理，"吃海鲜喝啤酒得痛风"已深入人心。

传统上，你若是被诊断了痛风，医生会告诉你要管住嘴，不能吃高嘌呤食物。于是你会得到一长串从此要和你说拜拜的食物清单：动物内脏、各种海鲜、各种肉类、各种贝类、各种鱼鲜、菠菜、豆类、豆腐、芦笋、菜花、紫菜、香菇及酒类等等。

大夫，我还能吃什么？你还让我活吗

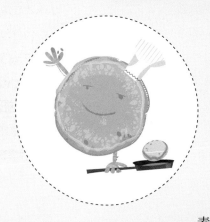

民以食为天，严格的低嘌呤饮食显然因为口感差大部分病人无法长期坚持。而且由于体内尿酸大部分是新陈代谢产生，严格限制嘌呤饮食仅仅能使平均血尿酸浓度降低不到 10%。

最近关于痛风的很多饮食研究正在逐渐改变人们的观念，如今痛风病人饮食的重点在于控制痛风的危险因素，辅助药物控制尿酸水平，强调平衡健康饮食。我们来看看具体怎么吃：

◎ 控制体重

肥胖和超重是痛风的危险因素，一项为期 12 年的前瞻性随访研究非常充分地阐明了限制热量减轻体重能降低痛风风险。降低体重还能减轻下肢关节的负担，减少急性痛风发作。

◎ 饮食结构要均衡

痛风病人的合理饮食结构和其他健康饮食原则区别不大。

☞ 建议增加复杂碳水化合物摄入，复杂碳水化合物就是富含纤维、糖分较低的碳水化合物，比如低糖水果、蔬菜、全麦面包、粗粮食物等。

☞ 经常摄入含糖甜饮料或果汁类的含果糖饮料，会增加痛风发作的风险，而饮用低热量软饮料不会。

☞ 减少脂肪摄入，多吃低脂乳制品能大幅降低痛风风险。并不需要完全吃素，每天可以吃 100~170g 的肉类，家禽、猪肉、牛羊肉或鱼肉均可，所以你不需要当和尚。

◎ 多喝水

体内的尿酸最终都是通过尿液排出体外的，所以痛风病人多喝水非常重要，每天至少要喝 2~3L 的水，不要等渴了再喝水，让喝水成为你的生活习惯。对于中国人来说，喝茶也是一个不错的选择。

◎ 并不需要限制高嘌呤蔬菜的摄入

富含嘌呤的蔬菜并不增加痛风发作。一项针对新加坡两个华人群体的研究发现，饮食摄入大豆和其他豆类还与痛风风险降低相关。所以芦笋、菠菜、豆角、菜花、蘑菇、豆腐都可以加回白名单了！

◎ 不要吃动物内脏和部分种类的海鲜

真正需要远离的高嘌呤食物只有动物内脏和一些海鲜，海鲜黑名单有凤尾鱼、鲱鱼、沙丁鱼、贻贝、扇贝、鳟鱼、鳕鱼、鲭鱼和金枪鱼。

哈哈，并没有包括三文鱼、螃蟹和虾！所以嘴馋时想尝尝海鲜，注意品种哦。

◎ 啤酒和白酒不能喝

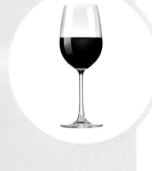

酒精虽然含嘌呤很低，但酒精能影响尿酸在体内的代谢，就像催化剂一样，增加自身尿酸的生成。很多研究都证实啤酒和白酒能显著增加痛风发作的风险，关于葡萄酒的证据并不十分确凿。所以酒还是要禁的，逢年过节最多稍稍喝点葡萄酒。

最后需要强调的是，痛风治疗的基础是规律降尿酸治疗，享用更丰富食物的前提是先让体内的血尿酸水平降下来。得了痛风，啤酒是不能喝了，在规律治疗，尿酸控制的情况下偶尔撸撸串还是有希望的！

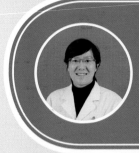

黄晓明，1999年毕业于北京协和医学院八年制临床医学专业，医学博士。现任北京协和医院普通内科副主任医师。

得了痛风能停药吗

■ 黄晓明

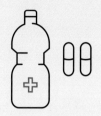

小花："得痛风真痛苦，前几天可疼死我了，不过还好，这几天不疼了。"

小草："那你还继续吃药吗？"

小花："不疼了，当然不吃了啊。"

小草："这可不行！痛风可不能随便停药啊！"

痛风

急性关节炎是痛风最突出的临床表现，发作时关节疼痛剧烈，但1~2周后这种痛不欲生的"帝王之痛"也就消失了，这种"来如风去无踪"的特点也是痛风这一病名的由来。

很多患者误认为痛风就是一种急性病，发作时需要吃药治疗，等不疼了药就可以停了。

这显然是不正确的。

痛风不是感冒，急性期过后疼痛虽然是缓解了，但疾病并没有"去无踪"。有相当大一部分患者会出现急性关节炎的复发，而且发作会越来越频繁，持续时间也越来越长，甚至出现慢性关节炎、痛风石形成等症状。

其实，痛风是一种慢性疾病，它的根本在于高尿酸血症导致的尿酸盐结晶沉积对器官造成的伤害。

体内的尿酸就像水中的盐，平时溶解在血液中，当达到一定的浓度就会析出，也就是过饱和状态。当尿酸长期处于过饱和状态，析出的结晶沉积会给人体带来很多问题：如沉积物刺激关节出现急性或慢性关节炎症；沉积物越来越大形成痛风石；沉积物在肾脏形成肾结石；反复炎症造成肾脏及心脑血管损害……

所以，把痛风类比为高血压更合适，高血压患者需要在医生指导下进行药物配合改变生活方式的综合治疗，这样才能达到平稳控制血压预防并发症发生的目标，痛风也一样！

痛风治疗的关键在于长期把尿酸维持在低于饱和度水平，也就是降尿酸治疗，它会带来很多临床益处，包括急性痛风发作停止、痛风石溶解以及患者身体功能和健康相关生活质量改善。降尿酸治疗包括药物治疗和生活方式改变。

高血压和痛风的比较

	高血压	痛风
危害	重要器官伤害 （心、脑、肾、外周动脉）	重要器官伤害 （关节、肾、心脑血管）
整体目标	控制血压，预防并发症	控制尿酸，减少急性发作
具体治疗目标	血压小于 140/90mmHg	尿酸小于 360μmol/L
关键药物	降压药物	降尿酸药物
生活方式改变	重要	重要
疗程	长期	长期

尿酸的目标值为什么是小于 360μmol/L

需要降尿酸治疗的患者

符合下列条件之一的患者需要开始降尿酸药物治疗：

☀ 急性痛风关节炎频繁发作（>2 次 / 年）。

☀ 慢性痛风关节病。

☀ 有痛风石。

☀ 痛风合并肾功能不全。

尿酸的溶解度约为 405μmol/L，而中国痛风患者的血尿酸平均水平高达 560μmol/L，说明当出现痛风急性发作前，体内其实已经有了相当大的尿酸盐负荷。一部分尿酸盐溶解在血中，另一部分以看得见和看不见的形式存在于身体各处。

只有将血尿酸水平控制到比溶解度更低的水平，体内的尿酸负荷才有可能逐步下降。

把这个目标值定为小于 360μmol/L 是医生在长期临床工作中的经验成果，已有很多研究证明其在操作中具有实用价值。对于有痛风石的患者，目标值更低，为小于 300μmol/L，因为更低的血尿酸盐水平会加速痛风石溶解。

所以，定期复查血尿酸时，拿到化验单别看后面的正常值。

记住：你的目标值比正常值更低。

痛风为什么要长期用药

体内的尿酸并不都是吃进去的，大部分是由人体新陈代谢自然产生的，所以痛风其实是一种慢性代谢性疾病。

降尿酸药物能减少尿酸的生成或者促进尿酸从尿中排出，但不能扭转背后深层次的代谢紊乱问题。确实有部分代谢问题能通过减肥或改变生活方式获得改善，这也是非药物治疗一直在痛风的治疗中占重要地位的原因。

但"冰冻三尺非一日之寒，滴水穿石非一日之功"，尚未根本解决代谢紊乱问题的患者需要依靠降尿酸药物来实现控制尿酸的目标。实际临床研究也发现，大多数通过降尿酸药物治疗成功控制痛风的患者都会在停药后复发。

长期到底是多长

如果非要给"长期"一个期限，那肯定不是一万年！是5年？10年？还是更长？很遗憾，目前并没有学术上的定论。基于上面说的原因，越来越多的医生认为降尿酸药物治疗或许需要终身使用。

我们的建议是，如果你减肥很成功，如果你的生活方式已经变得非常健康，如果你的降尿酸药物在很小的剂量仍能维持尿酸达标，那也可以尝试停药，但需要注意的是：停药后仍要定期监测血尿酸水平。

小花："好吧，我还是继续老老实实吃药吧……"

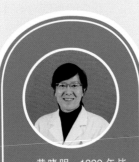

黄晓明，1999年毕业于北京协和医学院八年制临床医学专业，医学博士。现任北京协和医院普通内科副主任医师。

"痛死人"的风湿病

■ 王迁

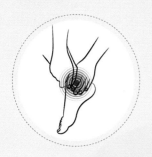

对门儿张婶前几年总是病快快的，不是嚷嚷关节痛，就是说全身没劲儿。去年提前办了"病退"手续在家养病，可张叔总觉得是闹"风湿"，没什么大事儿。不知他从哪儿找的偏方，又是泡药酒、又是贴膏药，钱花了不少，病却反而越来越重。到年关了，张婶儿却发起烧来，手脚的骨节儿都肿起来了，痛得睡不好觉，早上关节发僵，躺在床上连家务也做不了。

风湿性疾病可累及身体的各个部位，包括：骨骼、关节软骨、肌腱、肌肉、筋膜或皮肤黏膜等软组织，严重者还可累及脑、心、肺、肝、脾、肾等内脏。

长期以来，"风湿病"只是一个模糊的概念，表现为周身关节肌肉疼痛、活动不利。老百姓大多认为是关节"受风""受湿""寒气入体"造成的病症。

实际上，现代风湿性疾病的范围已经大大扩展了，它包括侵犯关节及周围软组织、肌肉、骨骼和其他结缔组织的所有疾病。炎症和疼痛是这类疾病的常见表现，如果得不到及时、合理的治疗，将会导致关节畸形、功能障碍，甚至引起内脏损害危及生命。

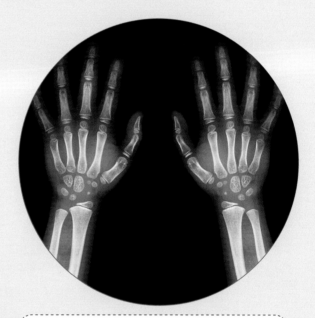

风湿病累及关节、骨和它们周围的软组织

疼痛是风湿病的一大特点，常常是导致患者就诊的主要症状。疼痛的发生机制极为复杂，迄今尚未完全阐明。几乎所有的风湿性疾病在疾病的各个阶段都会出现不同部位、不同性质、不同程度的疼痛。对患者而言，疼痛既是身体患病的信号，又是影响生活质量的重要因素；对医生而言，疼痛既是机体对疾病的反应机制，也是疾病的症状，可为诊治提供重要线索，需要密切关注。1995 年美国疼痛学会主席 James Campbell 提出："疼痛与血压、体温、呼吸和脉搏一样，是人体的第五项基本生命体征"。

疼痛的治疗包括对症治疗和对因治疗，也就是俗话说的"治标"和"治本"。疼痛的控制必须以明确诊断为基础。不明所以，胡乱买止痛药物吃，不仅不能从根本上解决问题，而且有可能掩盖病情，延误诊治。疼痛往往是身体出现问题的信号，是促使患者就医的重要原因。疼痛的出现、部位、性质、变化以及对治疗的反应常常能为临床医生提供十分有用的诊断信息。只有明确了产生疼痛的原因，采取针对性的治疗措施，疼痛才有可能在根本上被消除。

张叔慌了神，带着张婶到大医院的风湿科瞧病，一化验才知道得了"类风湿关节炎"，医生说炎症已经开始破坏关节了，再发展下去手脚关节就会畸形僵硬，还可能伤到内脏。这下把张叔懊悔得肠子都青了，直怨自己把张婶的病给耽误了，他就闹不明白："平时自己也有点儿'风湿'关节痛，可为啥女人一得了'类风湿'就这么凶呢？"

风湿病学

风湿病学是一门年轻的学科，但风湿病患者的人数却绝对是一个庞大的数字。估计我国至少有 5000 万以上的风湿性疾病患者，平均每 1 万人就有 34 人患类风湿关节炎、26 人患强直性脊柱炎、7 人患系统性红斑狼疮、33 人患干燥综合征和 77 人患骨关节炎，60 岁以上老年人 90% 患有不同程度的骨关节炎。由于风湿病高发、难治，容易致残，所以严重地影响着人民的健康，造成了巨大的经济损失。

不幸的是，一部分风湿病更喜欢侵犯女性，尤其是**育龄期女性**（15~40 岁）。

如果把女性的一生比作花季，那么风湿病的厄运往往

153

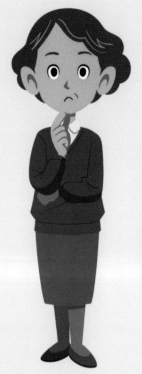

就在花朵绽放得最娇艳的时刻降临。它不仅摧残女性的身体，也严重地影响到她们的学习、就业、工作、择偶、成家和生育，造成很大的社会心理问题。半个世纪前医学家们就注意到这个现象，但只是到最近随着免疫学和内分泌学的进步，才逐渐揭示了风湿病好发于女性的原因。目前认为风湿病性别上的差异与性激素及其代谢产物有一定关系，育龄期女性的雌激素水平最高，因此风湿病的发病率也最高。研究发现，雌激素的变化（如月经、服用避孕药、妊娠、绝经等）可影响体内各种免疫器官和免疫细胞的功能，这些都可能与风湿病的发生和病情变化有关。

疾病	女性与男性患病比
类风湿关节炎	2~4 : 1
硬皮病	3~4 : 1
系统性红斑狼疮	9 : 1
原发性干燥综合征	9 : 1
混合性结缔组织病	4 : 1

　　既然确诊为"类风湿关节炎"，医生就给张婶开了泼尼松和甲氨蝶呤，可张婶被甲氨蝶呤说明书上罗列的一大堆副作用吓坏了，例如抑制骨髓造血、伤肝等，就一直放着没敢吃。好在吃了泼尼松后张婶关节肿痛、发热、乏力的症状很快消失了。问题是一段时间以后，一旦减少泼尼松的剂量，那些症状就又会再犯。于是张婶自作主张地又把泼尼松加回原剂量。时间一长，张婶时常觉得胯骨和后背酸痛，而且越来越痛，最后连路也走不了了。后来到医院拍了X线片，医生说是长期服用大剂量泼尼松引起了股骨头坏死，需要花一大笔钱做髋关节置换手术。

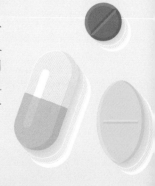

关于药物治疗

糖皮质激素（常常简称为"激素"，但和甲状腺素、雌激素等是两回事，注意不要混淆）和甲氨蝶呤在风湿病的治疗中占有重要地位。患者常常被糖皮质激素药品说明书上长串的不良反应吓得不知所措，或是听信一些不负责任媒体的报道，犹豫不定，迟迟不肯用药或擅自减量停药，去尝试一些偏方，结果痛失治疗时机或导致病情复发，给身体造成严重的不可逆损害。这样的例子在各大医院的风湿科比比皆是，令人十分痛心。还有一些患者认为激素疗效已经足够好，就觉得不吃甲氨蝶呤也行。殊不知激素只能迅速缓解症状，长期大剂量使用会有不小的副作用，必须加用甲氨蝶呤才能真正防止关节变形和致残，并把激素替换下来。实际上，甲氨蝶呤已经在临床应用了数十年，它给患者带来的好处远远超过了副作用的风险，医生对它的应用经验非常丰富，对可能产生的副作用十分熟悉，因此患者完全不必过于担心。

药物对症止痛治疗需要根据疼痛的程度采取不同的方案。口服药物可选用非甾体抗炎药，如布洛芬、双氯芬酸等。这类药物的疗效个体之间差别很大，在这个人身上效果很好的药物用在另一个人身上可能就不一定好，这就需要医生根据每一个患者的具体情况为他选择合适的药物。虽然这类药物比较安全，大多是非处方药，但长期大剂量服用仍需要警惕胃肠道和肾脏副作用。此外，不主张同时服用两种以上同一类药物，因为这种方法并不增加疗效，但大大增加了药物的副作用。当疼痛缓解以后，根据评估的情况要及时调整药物剂量。

注 意

一些患者盲目相信某位神医或某个偏方，花了很多钱，其实那些成分不明的药物中很多也是偷偷掺入了激素。虽然症状一吃就好，然而一旦停药往往引起病情反跳。此时再来就医，由于医生不知道药物的成分和剂量，处理起来就非常棘手。对于医生来说，最危险的不是已知的毒副作用，而是用药方案不能明确。

手术以后，张婶的胯骨疼痛有所好转，可是仍然周身酸痛、情绪低落，吃了大堆的止痛药也不见好。

医生给张婶做了心理学问卷测评和查体，发现她患有严重的抑郁症伴有纤维肌痛综合征。服用了抗抑郁药物后，张婶的疼痛才算是告一段落。

在治疗过程中，特别要注意反复地对疼痛进行评估。如果疼痛缓解不理想，或者疼痛的部位、性质发生变化，应该及时地评估和分析疼痛不缓解的原因。要注意，有的时候某些治疗药物应用不当也会导致疼痛，就像张婶擅自长期大剂量服用泼尼松不减量引起股骨头坏死。因此服药必须遵医嘱，如有异常情况随时和医生联系。

研究显示，风湿病患者，尤其是女性患者中心理疾病的发病率很高，如抑郁症、焦虑症甚至癔症等，往往会以躯体疾病的形式表现出来，例如全身无力、胸痛、憋气、腹痛、腹泻等。如果对症治疗效果不佳，需要医生进行甄别，给予针对性治疗。

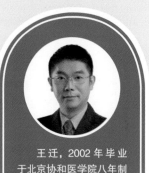

王迁，2002年毕业于北京协和医学院八年制临床医学专业，医学博士。现任北京协和医院风湿免疫科副主任医师。

真正的腰椎间盘突出症

■ 金永明

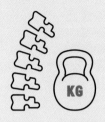

您腰痛过吗？

您曾经怀疑过自己得了腰椎间盘突出症吗？

您是否还在为自己的腰椎间盘突出症如何治疗而烦恼？

您想知道如何避免自己成为腰椎间盘突出症的一员吗？

随着电脑、汽车的普及，人们坐着工作和娱乐的时间越来越长，腰痛已然成了大家日常生活中的困扰，因腰痛而就诊的患者也越来越多，随之而来的各种各样治疗的方法也层出不穷、真假难辨。

经常会碰到患者和朋友问我：

"大夫，我腰痛好几个月了，是否得了腰椎间盘突出症呀？"

"大夫，我的腰椎间盘突出症该如何治疗呀？"

"大夫，我的腰椎间盘突出症可以微创手术吗？"

这样的问题我们脊柱外科医生每天都在回答，不仅仅是普通朋友及患者有如此的疑问，甚至连我们的好多医生、护士同事也经常有这样的困惑。

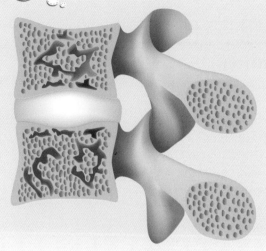

通俗地解读一下：腰椎间盘突出症必须是单腿痛为主，并且腿痛呈现一定神经分布，同时必须要有影像学支持。

腰痛、腰腿痛就是腰椎间盘突出症吗

不是！让我们来看看骨科大咖是如何定义腰椎间盘突出症的。

McCulloch 教授（被誉为脊柱微创手术泰斗）提出的腰椎间盘突出症诊断标准一直沿用至今：

☀ 腿痛大于腰痛，单腿疼痛并呈坐骨神经或股神经分布。

☀ 感觉异常呈皮节分布。

☀ 直腿抬高试验阳性，角度小于正常的 50%，或健侧直腿抬高试验阳性；或腘窝处压迫胫神经导致的放射性疼痛。

☀ 具备肌肉萎缩、无力、感觉减退以及腱反射减弱4项中的2项。

☀ 与临床表现相符的影像学特征。

也就是说单凭腰痛，甚至腰腿痛或者一张 X 线片、CT 或 MRI（磁共振）的影像描述是不足以诊断腰椎间盘突出症的。

CT、MRI 等报告的腰椎间盘膨出、突出、脱出只是影像学报告，腰椎间盘突出的影像学程度和疾病的严重程度并没有直接相关性。

您可别随便把腰椎间盘突出症的帽子扣自己头上哦！

腰椎间盘突出症最佳的影像学检查是什么

磁共振（MRI）检查是北美脊柱外科学会（NASS）推荐的首选辅助检查，具有无创、多维度、无辐射的特点。

不适用磁共振检查的患者可以选择 CT 甚至 CTM（脊髓造影 CT），对于需要接受手术治疗的患者，一般还会接受必要的普通 X 线片检查以确定手术节段和脊柱整体形态。

所以，亲们记住了：查腰椎间盘的时候做磁共振检查才是性价比最高哦！

保守治疗是否有效

腰椎间盘突出症是一种相对自限性疾病，80% 的患者经过适当的保守治疗均能够得到有效的缓解。因此，保守治疗是腰椎间盘突出症的首选治疗方案，包括各种物理治疗和药物治疗。

☀ 严格卧床（24 小时卧床）的作用不大，没有科学的文献支持严格卧床的临床价值！不是痛得受不了，您就起床走走吧。

☀ 药物治疗（包括非甾体抗炎药、神经营养药物、治疗神经病理性疼痛的药物）可以改善预后，有用的。

☀ 经椎间孔的神经阻滞治疗被证实是确切有效的治疗手段。

☀ 推拿、系统康复治疗对于轻中度的患者可能有帮助。但是需要强调的是：任何物理治疗均以消除水肿、缓解症状为目的。任何暴力推拿都是非常有害的，同时任何以复位椎间盘为目的的推拿、康复治疗都是值得商榷和警惕的。

什么情况需要接受手术治疗，什么时间合适？

☀ 腰椎间盘突出症诊断明确。

☀ 经 6~8 周规范保守治疗无效。

☀ 疾病严重影响日常生活和工作。

符合上述条件的，建议接受手术治疗，治疗时间选择在发病 6 个月之内的预后更佳。建议早诊断、早治疗，恢复更快、更好！

微创手术是否比常规手术疗效更佳？

微创的腰椎间盘髓核摘除术包括椎间盘镜（MED）和椎间孔镜（PELD）下的手术，是治疗腰椎间盘突出症的一种手术选择，但并没有确切的证据表明 MED 和 PELD 手术比小切口开放腰椎间盘髓核摘除术有更佳的疗效。

微创手术应用于严格掌握适应证的患者会取得满意的疗效，脊柱外科医生始终认为：

☀ 安全第一、疗效第一，在保证同等安全、有效的情况下再追求微创。

☀ 我们关注的微创更强调脊髓、神经损伤概率小，肌肉、血管损伤概率小，然后才是皮肤切口小。

针对不同的患者选择合适的治疗手段才是最佳选择。

引起腰椎间盘突出的原因有哪些，如何预防

引起腰椎间盘突出症的原因可分为：

不可控因素：遗传、性别、年龄等。

可控因素：体重、工作生活习惯、锻炼方式等。

预防腰椎间盘突出症，主要应从可控因素入手。腰椎间盘髓核脱水、退行性变是腰椎间盘突出的病理基础，也是腰椎间盘突出症的解剖基础，积累损伤又会加重、加速腰椎间盘的退变，因此预防的重点在于减少积累伤。

● 尽量避免长期、反复弯腰负重工作：相同负重下，弯腰工作时椎间盘的压力是站立时的 2.7 倍。

● 加强核心肌群的锻炼：这是预防腰椎间盘突出症最实用、最有效的方法。

● 平时要有良好的坐姿：正确坐姿应该是保持脊椎直立不驼背。长期在电脑前工作的人，应适当抬高电

脑显示器,尽量不长期"伏案"工作。同时上身挺直,胸离开书桌10cm,使胸背肌张力均衡,两腿平行自然放下,脚掌自然放置。长期伏案工作者需要调整合适的桌椅高度,注意劳逸结合,睡觉时选择合适的床垫等。

人体腰椎的稳定性=5节腰椎椎体椎间盘结构连接起来的静态稳定结构+腰椎周围核心肌群组成的动态稳定结构

就如同一顶敞篷,主支架的稳定主要是靠周围的绳索力量平衡来达到的,也就是说核心肌群的力量和平衡是维持腰椎稳定的主要因素,也是预防腰椎间盘突出的关键节点。

腰椎的核心肌群主要是由分布在人体腰椎前方的腹肌和后方的腰背肌构成,而锻炼核心肌群最简单有效的方法莫过于游泳运动了。另外,还有一些科学的核心肌群训练方法,例如:仰卧起坐锻炼腹肌;飞燕式、五点支撑法锻炼腰背肌等。

小结

①腰痛并不就是腰椎间盘突出症。

②腰椎间盘突出症是一种自限性疾病,科学的保守治疗是首选方案。

③腰椎间盘突出症的诊断需要脊柱外科专科医生结合病史、查体和辅助检查来做出,并给出科学合理的治疗建议。

④合理的工作、生活习惯,科学的锻炼方法可以有效降低腰椎间盘突出症的发生。

⑤怀疑自己得了腰椎间盘突出症时,咨询您信任的脊柱外科专科医生,这是最好的选择。

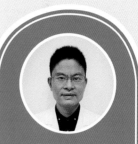

金永明,2001年毕业于北京协和医学院八年制临床医学专业,医学博士。现任浙江省人民医院骨科副主任,脊柱外科中心常务副主任,主任医师。

翻个身大腿折了、咳嗽一声腰断了——可怕的骨质疏松症

■ 金永明

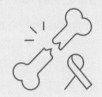

您听说过在床上翻个身大腿断了吗？咳嗽一声腰背部痛得无法翻身和起床活动，您的父母长辈有这样的经历吗？您是否也曾经忽视了父母这样的诉说，然后看着他们一年年的变矮、再变矮？您是否意识到这是一种疾病。

这些表现都是骨质疏松症导致的严重的后果——骨质疏松性骨折。值得强调的是，骨质疏松性骨折是可防、可治的，尽早预防可避免骨质疏松及其骨折。即使发生过骨折，只要采用适当合理的治疗，仍可有效降低再次骨折的风险。因此，了解一点骨质疏松症的知识，对于我们自己和家人的骨骼健康是大有益处的。

下面我就结合骨质疏松症的诊疗指南和大家谈谈原发性骨质疏松症的诊断和治疗。

骨质疏松症有哪些临床表现

疼痛、脊柱变形和发生脆性骨折是骨质疏松症最典型的临床表现。疼痛主要表现为腰背疼痛或周身骨骼疼痛，负荷增加时疼痛加重或活动受限，严重时翻身、起坐及行走有困难。骨质疏松严重者可有身高缩短和驼背。脆性骨折是骨质疏松症最严重的并发症，常见部位为胸、腰椎，髋部、桡尺骨远端和肱骨近端。发生过一次脆性骨折后，再次发生骨折的风险明显增加。据统计，女性一生发生骨质疏松症性骨折的危险性高达40%，高于乳腺癌、子宫内膜癌、卵巢癌的总和。

什么是骨质疏松症？

骨质疏松症是一种以骨量低下，骨微结构破坏，导致骨脆性增加，易发生骨折为特征的全身性骨病。所谓的脆性骨折指的是身高高度摔倒或手提5~10斤的重物导致的骨折。

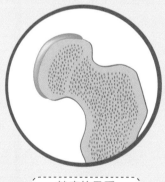

健康的骨质

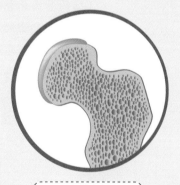

骨质疏松

如何诊断骨质疏松症

临床上用于诊断骨质疏松症的通用标准是：发生了脆性骨折和（或）骨密度低下。临床上采用骨密度测量作为诊断骨质疏松、预测骨质疏松性骨折风险、监测自然病程及评价药物干预疗效的最佳定量标准，并建议在同一家医院、同一台机器上随访骨密度。

如何评估骨质疏松的风险

评估骨质疏松风险的方法较多，这里介绍两种较为准确、便捷的自我评估方法作为筛查工具。

国际骨质疏松症基金会（IOM）骨质疏松症 1 分钟测试题

①您是否曾经因为轻微的碰撞或者跌倒就会伤到自己的骨骼？

②您父母有没有过轻微碰撞或跌倒就发生髋部骨折？

③您是否经常连续 3 个月以上服用可的松、泼尼松等激素类药物？

④您的身高是否比年轻时降低了 3cm 以上？

⑤您经常大量饮酒吗？

⑥您每天吸烟超过 20 支吗？

⑦您经常腹泻吗（消化道疾病或肠炎引起）？

⑧女士回答：您是否在 45 岁以前就绝经了？

⑨女士回答：您是否曾经有过连续 12 个月以上没有月经（除了怀孕期间）？

⑩男士回答：您是否有过阳痿或性欲缺乏这些症状？

备注：只要其中有一题回答结果"是"，即为阳性，意味着骨质疏松症高风险。

亚洲人骨质疏松自我筛查工具（OSTA）

OSTA 指数 =（体重 - 年龄）× 0.2	
风险级别	OSTA 指数
低	>-1
中	-1~-4
高	<-4

什么情况下需要做骨密度检查

①年龄 ≥ 65 岁的女性和 ≥ 70 岁男性，不论其有无临床危险因素。

②有危险因素的较年轻绝经后女性和 50~70 岁男性。

③绝经过渡期女性，如果有骨折危险增高的特殊危险因素，如低体重、有低创性骨折史或在用高危药物。

④ 50 岁以后骨折的成年人。

⑤有导致低骨质或骨丢失的疾病（如类风湿关节炎）或用导致低骨质或骨丢失药物（如糖皮质激素）的成年人。

⑥考虑用药物治疗骨质疏松症的任何人。

⑦正在针对骨质疏松症进行治疗的任何人，以监测治疗效果。

⑧现在没有治疗，但有骨丢失证据，将接受治疗的人。

⑨停用雌激素的绝经后女性应考虑做骨密度检查。

什么时候需要接受药物治疗

①确诊骨质疏松者（骨密度：T≤-2.5 者），无论是否有过骨折。

②骨量低下者（骨密度：-2.5<T 值≤-1.0）并存在一项以上骨质疏松危险因素，无论是否有过骨折。

③无骨密度测定条件时，具备以下情况之一者，也需考虑药物治疗：

☀ 已发生过脆性骨折。

☀ OSTA 筛查为高风险。

☀ FRAX 工具计算出髋部骨折几率≥3%，或任何重要的骨质疏松性骨折发生几率≥20%。

抗骨质疏松的药物有多种，作用机制也有所不同。或以抑制骨吸收为主，或以促进骨形成为主，也有一些多重作用机制的药物。药物治疗建议到医院咨询专科医生。

如何预防骨质疏松症？

1. 建议所有病人摄入足量的钙和维生素 D。

2. 推荐 50 岁以上妇女每天至少摄入 1200mg 元素钙。摄入量 >1200~1500mg/d 好处有限，反而有可能增加肾结石或心血管病的发病危险。

3. 经常进行适当的负重运动。

4. 预防跌倒。

5. 不吸烟，不过度饮酒。

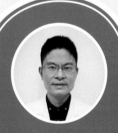

金永明，2001 年毕业于北京协和医学院八年制临床医学专业，医学博士。现任浙江省人民医院骨科副主任，脊柱外科中心常务副主任，主任医师。

轴承坏了，也能行车
——得了骨关节炎怎么办

■ 钱军

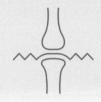

门诊经常有患者咨询，"得了骨关节炎该怎么办，能治好吗？"今天就以最常见的膝关节骨关节炎为例和大家简单聊聊这个话题。

骨关节炎是怎么回事

骨关节炎本质上是一种慢性退行性疾病，简单点说就是关节老化磨损了。

实际上我们的关节在日常活动中都会有极其轻微的磨损。对于年轻人来说，身体的自我调节和恢复能力强，一般不至于引起不良后果。但进入中年后，身体的功能包括上述能力开始逐渐减退，这种微小的磨损会逐渐累积，到一定程度就会表现出来症状。

通常情况下，关节软骨，尤其是髌股关节软骨最早出现病变，引起上下楼梯或者蹲起时的膝前不适。随着疾病的进展，软骨退变和磨损会逐渐扩展到整个关节，走平路也会开始有症状。

大部分人膝关节内侧负重会稍微多些，所以内侧软骨磨损也往往比外侧早且严重。这种磨损还会进一步导致膝关节内翻，即 O 形腿加重，形成恶性循环。伴随着软骨磨损的还有关节边缘骨质增生、骨刺形成，以及关节滑膜增生、炎症反应和半月板退变损伤等因素，引起关节的疼痛、肿胀、积液、交锁、屈伸活动受限等症状，严重影响生活质量。

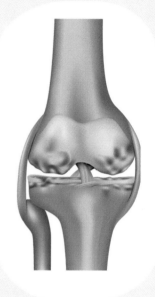

骨关节炎

骨关节炎的相关因素有哪些

骨关节炎发病机制复杂，相关的影响因素也非常多，但以下几个是大家比较公认的：

■ 年龄：这是骨关节炎最重要的相关因素之一。年龄的影响包含多个方面，包括刚才所说的机体自我恢复能力减弱、关节的负重能力下降、神经和肌肉运动协调性下降等多个方面。

■ 性别和激素水平：膝关节骨关节炎女性患

者更多见。这可能和女性绝经后雌激素水平下降有关，因为雌激素对骨关节有保护作用，雌激素水平下降还会引起女性骨质疏松，后者也会加重骨关节炎的发生。

■ **体重**：超重和肥胖会使得膝关节过度承重，就像明明是轿车却当成货车超载使用一样，经年累月后骨关节炎更容易发生。

■ **过度使用和运动损伤**：研究表明，职业体育运动员的骨关节炎发生率明显高于普通人群，这和过度使用、运动损伤密切相关。现在比较流行跑马拉松和登山等户外活动，在此劝诫大家，这些运动确实很好，但一定要循序渐进，量力而行。运动损伤导致的膝关节半月板损伤、韧带损伤等因素也会加速骨关节炎的发生，因此也需要及时就医诊治。

骨关节炎怎么治

骨关节炎能治好吗？

这个问题看从什么角度考虑，从缓解甚至消除临床症状的角度来说，有可能治好。但本质上关节的老化和磨损目前是无法逆转的，也不可能治愈。即便是所谓的"治好了"，以后也有可能再加重。

虽然骨关节炎本质上不可逆，但还是需要治疗，也是可以治疗的。总体来说，按照阶梯治疗的方案可以分为三个阶段，分别是保守治疗、微创手术和关节置换。越往后的治疗需要付出的代价越大，但治疗能力也越强。

■ **保守治疗**

首先要和大家明确一个概念，保守治疗不仅仅只是用药，实际上除了手术以外的各种治疗手段都可以归结为保守治疗。

包括减少爬山、爬楼梯类的动作，这些动作会使得髌股关节的软骨磨损得更快；减轻体重以降低膝关节的负荷；锻炼大腿前方的股四头肌，强壮的肌肉相当于汽车的减震弹簧，可以更有效地保护关节，减少对其冲击。

此外，超短波、中频电疗等物理治疗方法对于缓解症状也有一定的作用。

药物治疗当然是保守治疗很重要的一部分，具体的药物包括：

☀ 非甾体抗炎药：这种药物又可分为两类，一类长期服用对胃肠道刺激较大，另一类则基本没有胃肠道反应，但价格更贵些。

☀ 关节软骨保护剂：这也是医生常用的药物，主要是硫酸氨基葡萄糖或盐酸氨基葡萄糖。

☀ 注射药物：除了口服以及外用药外，有时我们也会往关节腔局部注射药物，例如注射激素可以减轻局部炎症反应、局麻药可以减轻局部疼痛、润滑液可以减少关节的摩擦阻力等。

■ 微创手术

经过一段时间的保守治疗后，大部分患者症状可以在很长时间内明显缓解到不影响生活的程度，尽管此时照个 X 线片可能和治疗之前没有任何差别。还有一部分患者症状改善不明显或者保守治疗能好转，但一停止治疗，症状很快反复，这种情况下可以考虑关节镜微创手术。

关节镜微创手术可以切除关节内增生的滑膜以减少关节的肿胀渗出，处理关节内病变的半月板和软骨结构，还能去除影响关节活动的骨刺和游离体等。关节镜手术时要往关节腔内大量灌注冲洗生理盐水，这种冲洗本身也能显著降低关节内炎症物质的浓度，从而减轻疼痛。

微创手术的好处是花费少、创伤小、恢复快，一般术后 6 小时左右就能下地，手术风险也非常低，尤其适用于相对病变还不是很重或者偏年轻的患者。

作为手术来说，关节镜微创手术只需要在膝关节上切 2~3 个半厘米大的小口子，通过其中一个小入口往关节内伸进一个镜子代替我们的眼睛，去查看关节内病变结构，然后通过其他的入口伸进相应的器械进行操作。

比较经典的骨关节炎行关节置换的患者往往有如下特点：年龄 >60 岁、X 线上关节间隙狭窄、膝关节负重时明显的力线异常（如 X 形腿或 O 形腿）、屈伸功能受限等。

钱军，1999 年毕业于北京协和医学院八年制临床医学专业，医学博士。现任北京协和医院骨科副主任医师。

但是关节镜微创手术也有不足之处。可以把这种手术理解为对一辆年久失修的汽车进行维修保养，保养动静虽小，也能有一定作用，但修完了还是旧车，不会变成新车，以后还会越来越旧，所以它不是个一劳永逸的手术，就好像旧车保养再好也比不了新车一样。

■ 关节置换

接受了关节镜微创手术的患者，一部分术后可以缓解很长时间，但也有少部分患者术后缓解不理想，或者虽然术后效果很好，但经过多年，关节功能又重新恶化。此时可以考虑关节置换手术。

和关节镜微创手术相比，关节置换手术的创伤要大不少，理论上的风险和可能的并发症也会上升，术后功能康复大概需要 3~6 个月，略有痛苦，需要些决心和毅力，且功能锻炼好坏对最终的膝关节功能影响很大。

但这种手术整体上已经比较成熟，对于关节病变和磨损的纠正能力也最强，围术期的风险也是相对可控而安全的。如果手术顺利且术后功能锻炼良好，这项手术对于老年人来说，几乎是个一劳永逸的解决方案。

综上所述，骨关节炎的治疗是个非常复杂的问题，简单的科普并不能回答所有人心中的疑问，也不能代替医生真正地看病人，当您的关节确实遇上了问题时，别忘了找医生当面咨询。

帕金森病：不只是手抖那么简单

■ 王含

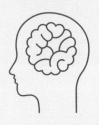

  200 年前，英国的一名内科医生詹姆斯·帕金森在自己住所楼上观察到了几个邻居的奇特表现，他们肢体抖动、走路姿势前倾、动作缓慢。他们的表现，以及后来去他的诊所就诊的两例相似的患者，让他意识到这是一种新的疾病，并命名为"震颤麻痹"。后人为纪念他的功绩，将这种疾病重新命名为帕金森病。

帕金森病的症状

运动症状

帕金森病并不罕见。在 65 岁以上的人群中，帕金森病的患病率为 1.7%，随着年龄的增长，这一比例逐渐增高，是第二常见的神经退化类疾病，仅次于阿尔茨海默病。目前全球估计有帕金森病患者 500 万，中国占了将近一半。随着人口老龄化的加剧，中国或许将成为帕金森病人口数量最多的国家。

帕金森病是一种运动障碍性疾病，其主要的运动症状有三个，分别是运动迟缓、静止性震颤和肌张力增高。其中动作迟缓是最关键的表现。

早期患者可以感觉到刷牙、打鸡蛋、擀饺子皮等精细动作不灵活，走路时手臂不会自如摆动，写字变小，表情变得平淡等。很多患者会出现手的颤抖，术语称为震颤，是帕金森病的常见表现，但这并非所有帕金森病患者必备的特点。有些患者就仅有肢体的僵硬感，没有震颤，被称为非震颤型帕金森病。随着病程的进展，患者逐渐会出现行走不稳、容易摔倒、活动受限、吐字不清、吞咽困难等症状，独立生活困难。这一发展过程因人而异，时间从数年到二十余年不等。

除运动症状外，帕金森病还具有很多非运动症状，包括嗅觉失灵、情绪低落、睡眠问题、智能减退、小便频急、顽固性便秘等。

非运动症状

在非运动症状中，有些是在帕金森病的运动症状出现之后发生的，例如智能减退；有些则早在帕金森病运动症状出现之前就表现出来，例如便秘、情绪低落、嗅觉失灵。有一种睡眠障碍，叫做快动眼期睡眠行为障碍，表现为在睡梦中大喊大叫、拳打脚踢，仿佛做噩梦一般，可能打伤自己或同床的人，甚至从床上掉下来。快动眼期睡眠行为障碍经常早于帕金森病数年甚至十余年发生，是当前医学界非

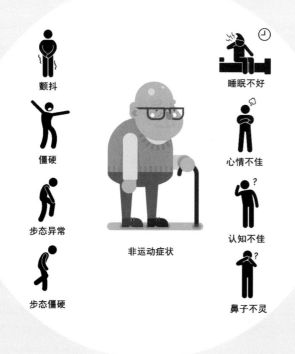

颤抖

僵硬

步态异常

非运动症状

步态僵硬

睡眠不好

心情不佳

认知不佳

鼻子不灵

帕金森的非运动症状

常重视的一种早期现象，被认为是帕金森病的预警征象。

如果说帕金森病是一幅拼图，每个症状都是拼图的一小块，那么这幅拼图已经由几块变成了几十块。随着我们认识的不断深入，帕金森病的概念逐渐从一个单纯的神经科疾病，扩展为全身多个部位受到牵连的系统性疾病。

帕金森病的治疗

帕金森病是一种慢性病，多数患者的病程在十年以上，需要终生治疗。由于症状缓慢加重，目前没有彻底治愈的办法，因此治疗的目标以改善患者的生活质量为主，尽可能保持患者长时间的功能独立。为此，治疗的办法也需要从多角度考虑，包括药物、手术、功能康复、心理、

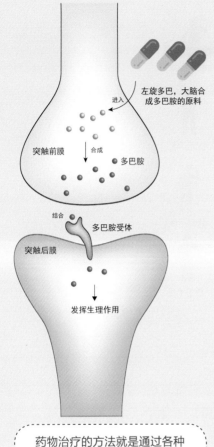

左旋多巴，大脑合成多巴胺的原料

进入

突触前膜

合成

多巴胺

结合

多巴胺受体

突触后膜

发挥生理作用

药物治疗的方法就是通过各种途径增加多巴胺的作用

营养等，经常需要多学科的共同参与。

药物治疗目前是帕金森病患者的主要治疗手段。多巴胺是神经细胞之间相互沟通的"敲门砖"，多巴胺不足，神经细胞之间的信号传递就会受到很大影响。由于帕金森病患者产生多巴胺的神经细胞减少，导致脑内多巴胺的数量不足。因此，药物治疗的方法就是通过各种途径增加多巴胺的作用，比如补充制备多巴胺的原料（如左旋多巴类药物）；调节多巴胺受体，使得它们容易被激活；减少多巴胺的分解；平衡脑内相对过多的其他信号传递物质。

通常，这些方法能够使症状在相当长的时间里得到控制。但是，由于本病持续进展的特点，患者服药的次数、剂量、种类都会逐渐增加，到了一定阶段，就不再能达到理想的控制效果，而且会出现药物相关的并发症。此时，有一部分患者可以考虑接受手术治疗。

目前比较常用的手术治疗方法是在大脑里面放置一根微小的电极，俗称"脑起搏器"。通过立体定向设备，脑起搏器可以被精准地放置在神经网络中的目标部位，类似于"交通枢纽"。通过体外的控制装置对"交通枢纽"发放一定频率的刺激，从而让整个通路上的神经环路受到调控以产生症状控制的作用。

需要说明的是，这种起搏器的放置仍然是一种对症治疗的办法，不能够根治本病。但通过药物和手术的共同作用，的确能够延长帕金森病患者有质量的寿命。

帕金森病的预防

帕金森病能否预防是很多人关心的问题。遗憾的是，我们还没有成功地找到预防帕金森病的方法。主要原因是帕金森病发病是多因素导致的，目前认为是遗传和环境共同作用的结果。携带某些基因会导致帕金森病发病的高风险，有些环境因素（例如重金属、农业杀虫剂和除草剂等职业暴露）会让帕金森病更容易发生，还有些患者的发病与年龄的老化也有关系。因此，不同的发病原因导致了发病途径的差异，以及临床表现上的不尽相同，这种差异性我们称之为异质性。异质性越高，从发病源头上解决的难度就越大。

但是，上述已知的环境致病因素也提醒我们在职业和环境接触中，要尽可能避免或减少有害因素的暴露。此外，我们也发现了一些具有保护性的因素，例如体育锻炼、咖啡因等。太极、瑜伽、探戈等活动也被证实可以延缓帕金森病患者的病情进展。因此，健康的生活方式和体育锻炼看来仍然是普适的健康法则，对于帕金森病也不例外。

从另一个角度，我们也需要关注帕金森病的早期表现，以寄希望于未来可能早期进行预防性干预。这些早期表现会早于帕金森病的经典运动症状出现，例如之前提到的快动眼期睡眠行为障碍、便秘、嗅觉减退、抑郁，当这些表现出现时，要想到是否有发生帕金森病的可能。

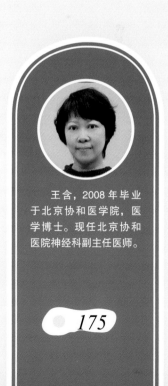

王含，2008年毕业于北京协和医学院，医学博士。现任北京协和医院神经科副主任医师。

175

糖尿病饮食营养搭配
——搭出营养、搭出健康

■ 李菁

　　民以食为天，饮食对于糖尿病友们来说更加重要，要吃好，要吃对，还要做好营养搭配。一款简单的糖尿病每日饮食手掌法则会让你学到一点知识，掌握一点技巧。

通常所说的三大营养素，指的是碳水化合物、脂肪和蛋白质。

碳水化合物

是人体能量的主要来源，但过高的摄入不利于血糖的控制，过少的摄入又增加了低血糖的风险，恰当的比例是占每日总热量的 50%~60%。

脂肪

是人体的能量储备，但由于其提供的热能过高，每日脂肪摄入量应不高于总热量的30%。

蛋白质

是人体成分的物质基础，过少摄入会营养不良，过多摄入则增加肾脏的负担，恰当的比例是占每日总热量的 10%~15%。

以上营养元素比例分配适用于体重正常的糖尿病患者；对于体重超重 / 肥胖者来说，以上比例需作出调整：碳水化合物减少到 25%~40%，蛋白质增加到 15%~25%，脂肪比例保持不变；而且每日摄入总量要限制。

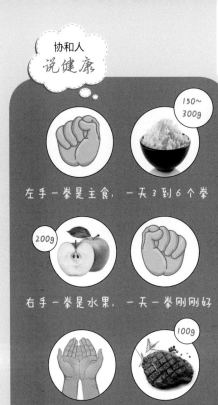

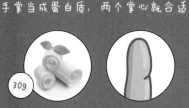

左手一拳是主食，一天3到6个拳

200g

右手一拳是水果，一天一拳刚刚好

100g

手掌当成蛋白质，两个掌心就合适

30g

黄油一天一指尖，食用油约2、3勺

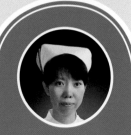

李菁，2015年毕业于北京协和医学院护理学专业，医学博士。现任北京协和医学院护理学院副教授。

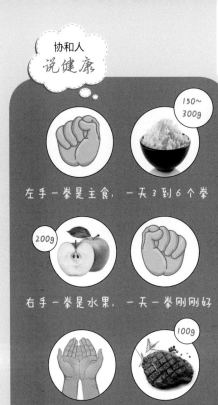
协和人
说健康

根据三大营养素的比例，我们需要对食物进行称重，如果你没有条件进行食物称重或是怕麻烦，那么下面这一款糖尿病每日饮食手掌法则肯定能帮到你，它只需要几个简单的手的动作，难度系数极低，来，一起做：

伸出一只手，握拳——
一拳相当于50g主食或200g水果；

把手指打开，露出手掌——
一个手掌厚度和掌心大小相当于50g肉类；

再曲起四指，竖起大拇指——
一个大拇指指尖相当于30g黄油；

最后，伸出双手并拢捧起——
双手一捧相当于500g蔬菜。

掌握了基本动作，就可以一起做手掌操了，一定要一边说一边做，这样掌握更快！

左手一拳是主食，一天3到6个拳。
右手一拳是水果，一天一拳刚刚好。
手掌当成蛋白质，两个掌心就合适。
黄油一天一指尖，食用油约2、3勺。
绿色蔬菜多食用，每天至少来一捧。
糖尿病友要记牢，热量成分最重要！

您掌握了吗？所谓"细水长流、吃穿不愁"，糖友们要学会精打细算，让自己吃得幸福，吃得健康。

（本文由美国大西洋医疗系统营养代谢中心专科医生肖丹华、北京协和医院内分泌科副主任医师李乃适参与审稿）

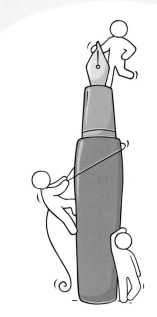

流言终结者

今天你吃对了吗

■ 肖丹华

2016 年 5 月 13 日，《中国居民膳食指南（2016）》发布了！自中国营养学会 1989 年制订发布第 1 版膳食指南以来，这已经是第 4 版了。

新版指南提出了六大核心推荐，简明扼要，方便实用。与 2007 年版相比，最新指南增加了什么内容呢？与《2015—2020 年美国居民膳食指南》相比，又有何异同呢？

让我带着你一起解读一下这份最新的指南，以及如何根据指南，健康合理地吃。

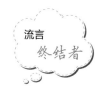

食物多样，谷类为主

☀ 每天的膳食应包括谷薯类、蔬菜水果类、畜禽鱼蛋奶类、大豆坚果类等食物。

☀ 每天平均摄入 12 种以上食物，每周平均摄入 25 种以上食物。

☀ 每天摄入谷薯类食物 250~400g，其中全谷物和杂豆类 50~150g，薯类 50~100g。

☀ 食物多样、谷类为主是平衡膳食模式的重要特征。

三版指南的比较

2007 版
平衡膳食必须由多种食物组成。

2016 版
明确量化了"食物多样性"的推荐。将薯类（如土豆、红薯）从以前的蔬菜水果类中改到了以淀粉为主的主食谷类中，这样的分类更合理。

美国版
在每日热量范围内，使食物多样化。

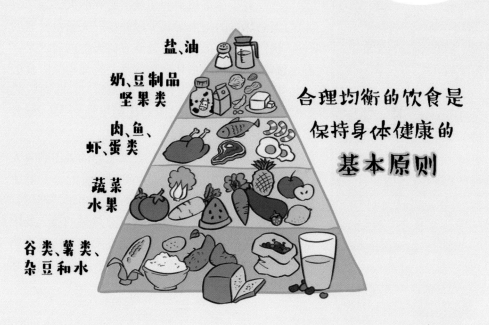

合理均衡的饮食是保持身体健康的**基本原则**

盐、油

奶、豆制品
坚果类

肉、鱼、
虾、蛋类

蔬菜
水果

谷类、薯类、
杂豆和水

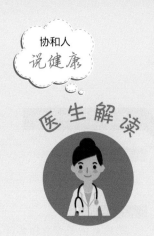

医生解读

中国虽然肥胖人口的比例比美国低很多，但因为人口基数巨大，根据英国《柳叶刀》杂志2016年4月发表的最新全球肥胖调查报告，过去40年中国人的肥胖比例在不断上升，2014年，中国已有4320万男性肥胖、4640万女性肥胖，绝对人数已经超过美国，成为全世界肥胖者最多的国家。所以，中国人也应该开始关注体重问题。对于体重超重和（或）肥胖的人，建议参照美国版膳食指南中餐盘的建议，减少淀粉类主食的摄入，增加饮食中的蛋白质类（鱼禽蛋肉类）食物摄入。

食物多样性非常重要，可以保证身体得到各种不同来源的不同营养成分，也就是平常常说的"什么都要吃一点，但是什么都不能吃太多"。反对任何极端的或者只强调吃某一种食物的饮食，比如"无淀粉饮食"或者只吃杂豆类的饮食，这都是营养不均衡的饮食，不宜长期实行。

需要特别指出的是，"以谷类为主"的膳食模式是针对大部分体重正常的人群。

对于体重正常的人，饮食中三大营养要素占每天总热量的比例一般为：淀粉类55%~65%，脂肪类20%~30%，蛋白质10%~15%，这正是指南所推荐的。

对于体重超重和（或）肥胖的人，除了每天总热量的摄入要减少以外，三大膳食要素的比例也要作出调整。营养专科医生的建议是：高蛋白质低碳水化合物饮食，将淀粉类主食的比例降到40%以下（甚至25%），取而代之的是将饮食中蛋白质的比例增加到25%或者更高。

美国体重超重和（或）肥胖的人占到总人口的2/3，肥胖已经成为美国严重的公共健康问题，所以美国版指南中特别指出了"在每日热量范围内"，强调了每日总热量的摄入要限制。美国推荐的膳食餐盘是淀粉类和肉类食物各占餐盘的1/4，而蔬菜和水果类食物则占到全部分量的50%。

吃动平衡，健康体重

☀ 各年龄段人群都应天天运动、保持健康体重。

☀ 食不过量，控制总能量摄入，保持能量平衡。

☀ 坚持日常身体活动，每周至少进行 5 天中等强度身体活动，累计 150 分钟以上；主动身体活动最好每天行走 6000 步。

☀ 减少久坐时间，每小时起来动一动。

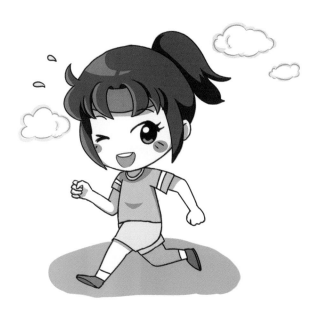

三版指南的比较

2007 版

建议成年人每天进行累计相当于步行 6000 步以上的身体活动，最好进行 30 分钟中等强度的运动。

2016 版

强调"主动"身体活动，也就是锻炼。

美国版

养成良好的饮食习惯，保持正常体重。美国运动医学学院和美国肥胖医学会推荐的锻炼标准是：每周进行 150 分钟中等强度有氧锻炼（30 分钟 × 每周 5 次）；或每周进行 75 分钟高强度有氧锻炼（25 分钟 × 每周 3 次）；或中高强度有氧锻炼的混合；每周两次力量训练。

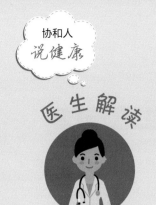

在锻炼方面，中美推荐的标准基本一致。那么，锻炼的强度怎么分？什么是中等强度的锻炼？运动的强度，一般以代谢当量（MET）来衡量。

● MET 1

一个人安静地坐着时的能量消耗。

也可以简单地通过运动的同时与人说话交谈的难易程度来判断运动的强度。

● MET 1~2

低强度活动／运动。运动者可以很轻松地一边活动，一边与人聊天。此类运动包括慢走、坐着工作以及轻度家务劳动，如铺床、洗碗、做饭等。

● MET 3~6

中等强度活动／运动。运动者运动的同时需要费点力才能与人说话。此类运动包括：快步行走（时速4~6千米）；中等强度劳动，如拖地、吸尘、洗车等；休闲运动，如非比赛性质的羽毛球、排球、投篮、跳舞、平地自行车、乒乓球、慢速游泳等。

● MET 7~10

高强度（剧烈）运动。运动者运动的同时很难与人说话。此类运动包括：极速行走（时速7千米以上）、负重越野、跑步；重体力劳动，如铲雪、搬运重物；体育运动，如篮／排球比赛、足球、网球单打、中速以上游泳、滑雪等。

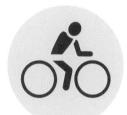

多吃蔬菜、奶类、大豆

☀ 蔬菜水果是平衡膳食的重要组成部分，奶类富含钙，大豆富含优质蛋白质。

☀ 餐餐有蔬菜，保证每天摄入300~500g蔬菜，深色蔬菜应占1/2。

☀ 天天吃水果，保证每天摄入200~350g新鲜水果，果汁不能代替鲜果。

☀ 吃各种各样的奶制品，相当于每天摄入液态奶300g。

☀ 经常吃豆制品，适量吃坚果。

三版指南的比较

2007 版

一个成人每天应该摄入水果 200~400g；坚果适量，以每周摄入 50g 为宜。

2016 版

强调吃新鲜水果，"果汁不能代替鲜果"；经常吃豆制品，适量吃坚果，大豆及坚果每日建议摄入 25~35g。

美国版

选择更健康的食物和饮料，比如多吃蔬菜水果（未对蔬果量作出明确推荐）。美国癌症协会曾推荐每天应吃 5~7 份蔬菜水果，而且应该多样化，不同颜色的蔬菜水果各一份，即所谓的"彩虹计划"。

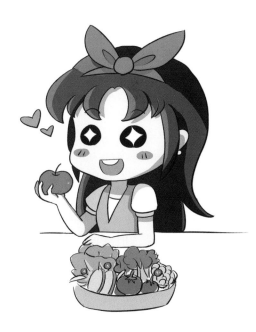

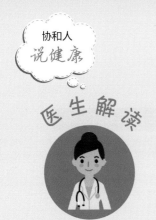

医生解读

◎ 关于果汁

许多人以为果汁浓缩了水果的精华，一定更营养、更健康，很多人选择在家自榨果汁，甚至用果汁代替早餐。

其实这是一个严重的误区。新鲜蔬菜水果在榨成汁的过程中，虽然保留了大部分的维生素，却丢失了有益于健康的膳食纤维和抗氧化的植物多酚；而且果汁中含糖量相当高（约为新鲜水果的数倍），所含热量也高，长期饮用使得发生糖尿病和肥胖的风险均增加。

美国哈佛大学和美国癌症协会的研究都发现，饮用果汁并不比吃新鲜水果更健康；美国公共卫生杂志甚至建议，不要给小孩喝果汁，以减少儿童肥胖的发生。因此新指南强调"果汁不能代替鲜果"非常有必要。

◎ 关于坚果

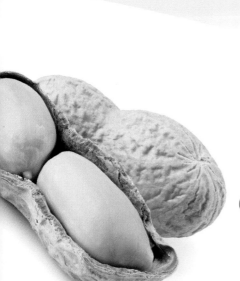

因为坚果中富含对人体有益的多不饱和脂肪酸，所以许多人认为坚果很健康，多吃也没有问题。但不要忘了，坚果类食物含脂量高，热量也高，33g 坚果（约十几颗花生或杏仁）就含 200kcal 的热量。所以，坚果可以吃，但每次不要吃太多，五六颗足以（100kcal 热量）。

适量吃鱼、禽、蛋、瘦肉

☀ 鱼、禽、蛋和瘦肉摄入要适量。每周吃鱼 280~525g，畜禽肉 280~525g，蛋类 280~350g，平均每天摄入总量为 120~200g。

☀ 优先选择鱼和禽。

☀ 吃鸡蛋不弃蛋黄。

☀ 少吃肥肉、烟熏和腌制肉制品。

三版指南的比较

2007 版

每个成人每天推荐吃鱼虾类 75~100g，畜禽肉类 50~75g，蛋类 25~50g。

2016 版

考虑到一天内很难把鱼禽肉蛋都吃全，推荐量改为每周的量。结合目前关于胆固醇的最新研究发现，特别指出"吃鸡蛋不弃蛋黄"。

美国版

取消了实行三十多年的"每日胆固醇的摄入不应超过 300mg"的限制，更多地强调避免"高糖高盐"。

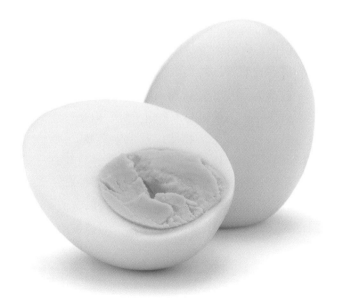

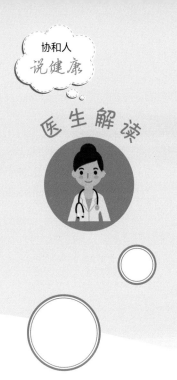

关于胆固醇和鸡蛋黄

最新的科学证据表明，饮食中的胆固醇与血清胆固醇的水平之间并没有明显的关系，因此在 2015 年，胆固醇（包括富含胆固醇的鸡蛋黄）被平反了！含有多种营养成分的鸡蛋黄，从此可以放心地吃了。

关于腌制肉品

世界卫生组织 2015 年 10 月公布了一份报告，长期食用深加工或腌制的肉类增加发生结直肠癌的风险。因此，新指南特别强调了"多吃新鲜肉类，少吃烟熏、腌制肉品"。

关于"红肉"与"白肉"

"红肉"和"白肉"的区别主要在于它们所含肌红蛋白的不同。"红肉"含较多肌红蛋白，肉色为红，畜肉类（如猪、牛、羊肉）都属于此类；"白肉"含肌红蛋白较少，肉色为白，鱼、海鲜和禽肉（如鸡、鸭、鹅肉）都属于此类。

一般认为，没腿的（鱼肉）比两条腿的（鸡肉）好，两条腿的比四条腿的（畜肉）好。但是，红肉富含铁、锌、硒等矿物质以及维生素 B_{12}、维生素 B_6 和维生素 B_3，对孕妇、儿童及容易贫血的经期妇女、老年人都是不可缺少的营养补充。

所以，还是第一条强调的，食物要多样，红肉、白肉都要吃，只要是新鲜的，就有助于身体健康。

> **红肉、白肉营养成分有何不同？**
>
> 总体来说，红肉含更多饱和脂肪酸和胆固醇，白肉含更多优质蛋白质和不饱和脂肪酸，尤其是鱼肉，富含多不饱和脂肪酸，多吃可以升高体内的"好胆固醇"HDL，有利于身体健康。

少盐少油，控糖限酒

☀ 培养清淡饮食习惯，少吃高盐和油炸食品。成人每天食盐不超过 6g，每天烹调油用量为 25~30g。

☀ 控制添加糖的摄入量，每天摄入不超过 50g，最好控制在 25g 以下。

☀ 每日反式脂肪酸摄入量不超过 2g。

☀ 足量饮水，成年人每天 7~8 杯（1500~1700ml），提倡饮用白开水和茶水；不喝或少喝含糖饮料。

☀ 儿童青少年、孕妇、乳母不应饮酒。成人如饮酒，男性一天饮用酒的酒精量不超过 25g，女性不超过 15g。

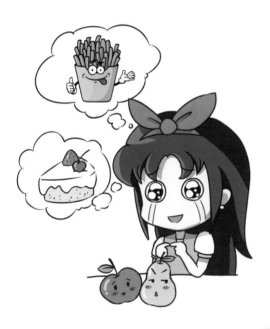

三版指南的比较

2007 版

每日饮水 1200ml，油 25~30g，食盐 6g，其余未作出明确推荐。

2016 版

更具体量化了多种营养成分的每日推荐标准（包括添加糖、反式脂肪酸和酒精类），增加了每日饮水量，并特别强调"不喝或少喝含糖饮料"。

美国版

低盐饮食（每日钠摄入不应超过 2.3g）；限制添加糖类，限制饱和脂肪酸的摄入（不超过每日总热量的 10%）；选择更健康的食物和饮料，少吃反式脂肪（如油炸食品），少喝碳酸饮料。

饮酒适量，美国心脏协会的推荐是：男士不超过每天 2 份酒精饮品，女士不超过每天 1 份酒精饮品（1 份的量为：120ml 葡萄酒，或 360ml 啤酒，或 30ml 白酒）。

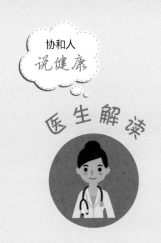

每天吃多少盐？有朋友可能会觉得疑惑，美国推荐是不超过 2.3g 钠，中国标准是不超过 6g 食盐，为什么差别会这么大呢？

其实，中美的标准是一致的。食盐的主要成分是氯化钠，2.3g 钠换算成氯化钠就是 5.8g（约 6g）。

为什么要限钠？因为高钠与高血压紧密相关，也与心力衰竭、卒中等疾病相关。限钠可以大大降低这些疾病的发生风险；已经患有这些疾病的患者，通过限钠也可以减轻症状和疾病的严重程度，并减少疾病的急性发作。

需要特别提醒的是，除了炒菜时放的食盐外，许多其他产品／食品含钠量也较高，比如酱油、味精（谷氨酸钠）等各种调味料；小苏打（碳酸氢钠）；泡菜、咸肉等各种腌制食品；还有许多零食小吃。这些产品／食品中所含的钠量也应包括在每日的摄入量之中，不可忽略。

同样应该引起注意的还有"添加糖"，除了我们常用的白糖外，还有许多食品含添加糖，比如甜饮料、果汁、各种糕点、零食，以及加工食品中的隐性糖，都要加以注意。

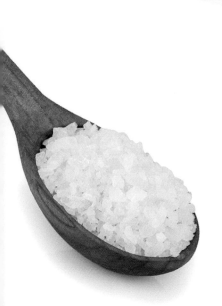

杜绝浪费，兴新食尚

☀ 珍惜食物，按需备餐，提倡分餐不浪费。

☀ 选择新鲜卫生的食物和适宜的烹调方式。

☀ 食物制备生熟分开、熟食二次加热要热透。

☀ 学会阅读食品标签，合理选择食品。

☀ 多回家吃饭，享受食物和亲情。

☀ 传承优良文化，兴饮食文明新风。

三版指南的比较

这一条是 2016 版膳食指南新加的内容，也是颇具中国特色的一条，在食物本身之外，强调饮食文化和社会效应。

小结

"平衡膳食，适量运动"，是 2016 版膳食指南的核心。

希望大家在日常的饮食里能够参考指南中的各项建议，吃得丰富，吃得健康。

关于儿童的膳食指南

另外，新版膳食指南对儿童每日的饮食和活动也作出了推荐：

☀ 谷薯类 5~6 份。

☀ 蔬菜类 4~5 份。

☀ 水果类 3~4 份。

☀ 畜禽肉蛋水产品类 2~3 份。

☀ 大豆坚果奶类 2~3 份。

☀ 油盐类适量。

☀ 户外活动 1 小时。

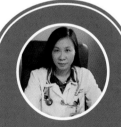

肖丹华，1997 年毕业于北京协和医学院八年制临床医学专业，医学博士。美国哥伦比亚大学营养学博士。现任美国大西洋医疗系统营养代谢中心专科医生。

鸡蛋黄，每天只能吃一个吗

■ 肖丹华

妈妈说："鸡蛋黄每天至少吃一个。"

小时候，妈妈经常要我和哥哥多吃鸡蛋，尤其是鸡蛋黄，说是含有多种营养元素，对小孩子最好了，每天至少吃一个。

医生说：鸡蛋黄每天最多吃一个。

上医学院后我才发现，吃鸡蛋黄其实还是有讲究的。比如心内科的医生们说，每天吃鸡蛋黄绝不能超过一个，因为他们认为，一个鸡蛋黄含胆固醇200mg，人体每天摄入的胆固醇不能超过300mg，所以一天一个鸡蛋黄足矣；再多，体内胆固醇过高，会在血管壁堆积，诱发心血管疾病。

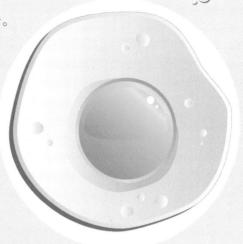

到美国深造时，我发现心内科医生的话颇有根据，都是白纸黑字写进指南的：

过去几十年的科学研究一直认为，饮食中的胆固醇与心血管疾病的发生有着直接的因果关系，因此长期以来，营养学界、医学界、科学界的观点都是：要降低心血管疾病的发生率，就要限制饮食中胆固醇的摄入！

自1977年开始，美国农业部及卫生部下属的营养政策中心面向大众的饮食指导一直都是：要减少对鸡蛋、黄油及其他含高胆固醇食物的使用，每日胆固醇的摄入量不应超过300mg。

这一推荐被写进了后来的《美国居民膳食指南》，该指南由营养政策中心发布，由十几名专家在综合了最新的科学研究和大众的营养需求状况后每5年更新一次。

自此，我和我的患者都是这么说的："要低脂饮食，每天鸡蛋白尽管吃，鸡蛋黄一个就好，多余的扔掉！"

但是如今：胆固醇被平反了！当然也包括鸡蛋黄！

☀ 抽烟会加重体内的氧化应激反应，诱发更多的氧化 LDL 形成；高碳水化合物饮食会刺激胰岛素分泌，加速巨噬细胞向泡沫细胞转化；多余的糖原会在体内转化为甘油三酯，并形成更多个头小、密度大的真正的坏 LDL。

☀ 多不饱和脂肪酸的饮食，可以增加体内的高密度脂蛋白胆固醇（HDL，也就是常说的"好胆固醇"）的水平，HDL 可以有效清理血管壁上沉积的 LDL，起到"血管清道夫"的作用。

2015 年 2 月，膳食指南的专家委员会发布了一份长达 572 页的科学报告，在第 91 页上写着："以前的膳食指南推荐每日胆固醇的摄入量不应超过 300mg。在 2015 年新的膳食指南里，我们将不再沿用这一推荐，因为新的科学证据表明，饮食中的胆固醇与血清胆固醇的水平之间并没有明显的关系，美国心脏协会及美国心血管病协会的报告亦如此。胆固醇是否过度食用不再是一个关注点。"

报告一出，舆论哗然，美国各大主流媒体争相报道。怎么回事，过去几十年，我们都吃错了吗？

真实情况是，过去数年的科学研究发现，血清中的胆固醇，只有 15% 来自饮食，而其余 85% 来自肝脏的合成。我们的身体具有强大的反馈调节体制，可以根据摄入的胆固醇量来调节自身肝脏的合成量，从而保证细胞内的胆固醇维持在一个相对稳定的水平。因此，**膳食中摄入的胆固醇对血清胆固醇水平并不能产生明显的影响。**（当然，营养专家们也并不推荐你去猛吃一顿汉堡或者炸薯条。）

另一方面，血液中的低密度脂蛋白胆固醇（LDL，也就是平常说的"坏胆固醇"），真的就是沉积在血管壁、形成动脉粥样硬化斑块的元凶吗？

其实，只有个头小、密度大并且被氧化后的那些 LDL，才是真正的"坏胆固醇"。它们卡在血管壁，诱发局部的炎性反应，并被巨噬细胞吞噬后形成泡沫细胞而附着在血管壁，才逐渐形成血管斑块，进而使血管狭窄甚至阻塞。

高糖高盐，坏处更多

过去的几十年，由于膳食指南对每日胆固醇摄入量的限制，在每日饮食总量不变的情况下，人们转为吃更多的碳水化合物（也就是淀粉类）；尤其是食品加工产业，转为更多地使用人工添加糖、盐等调味料来使食物"好吃"，这种方式本身反而对人体产生了更多不利的影响。

这份科学报告中同时指出：含糖饮料的使用已达到美国居民每日总热量摄入的 19%；而各种餐间零食和甜点，不像正餐那么有营养，却占到每日总热量摄入的 25%，而且成为添加糖类和饱和脂肪酸的主要来源。

同时，体重过重和肥胖的人也越来越多，与之相随的各种疾病，包括糖尿病、心血管病、癌症等，带给这些人群越来越高的健康风险。

因此，膳食指南决定取消饮食中对胆固醇的限制，还包含了这一个考量：希望民众以及食品产业，将注意力从胆固醇转移到高糖饮食上，从限制胆固醇转为限制各种添加糖类的使用，减少对糖类的依赖，增加不饱和脂肪酸（产生"好胆固醇"），使饮食更均衡。

大家别忘了，最新的膳食指南中（已于 2016 年 1 月 9 日正式发布），除了取消了对胆固醇的限制外，其他的饮食原则并没有改变，那就是：

☀ 养成良好的饮食习惯，保持正常体重。

☀ 在每日热量范围内，使食物多样化。

☀ 限制糖类和饱和脂肪酸的摄入：每日摄入不应超过总热量的 10%。

☀ 低盐饮食（每人每日食盐摄入不应超过 6g）。

☀ 选择更健康的食物和饮品：多吃蔬菜水果，多吃全麦谷物类，多吃各种蛋白质和不饱和脂肪酸（鱼类、坚果类、植物油），少吃饱和脂肪酸（肥肉、皮下脂肪、红肉、动物油等）和反式脂肪（油炸食品、包装保存的焙烤饼干、糕点等），少喝碳酸饮料。

☀ 结合世界卫生组织 2015 年 10 月的一份最新报告，还要加上一条：多吃新鲜肉类，少吃深加工或腌制的肉类（如培根、火腿肠、腌肉等），减少结直肠癌的发生概率。

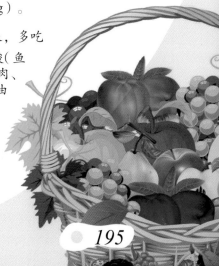

鸡蛋黄，每天可以吃几个

回到最初的问题，鸡蛋黄，到底一天吃几个才合适呢？

我们先来看看一个生鸡蛋里（包括蛋白和蛋黄），到底都含有哪些营养成分：

胆固醇的摄入虽然没有限制了，但根据膳食指南的建议，每日食用的饱和脂肪酸最好不要超过总热量的 10%。

如果你每天饮食的总热量是 1500kcal（一个中等活动量的体重 50 千克的人维持目前体重所需的摄入量），10% 就是 150kcal。1 克脂肪产热量为 9kcal，那么你一天摄入的饱和脂肪酸不能超过 150/9 = 16.7 克。

一个鸡蛋黄含饱和脂肪酸 1.6 克，16.7/1.6 ≈ 10；考虑到你还会从别的食物中摄入饱和脂肪酸（比如红肉类），打个对折，那么一天吃鸡蛋黄不要超过 5 个。

如果你每天饮食的总热量是 2000kcal（中等活动量，体重 67 千克，维持目前体重），则一天鸡蛋黄摄入不要超过 7 个。

注意，以上为纯数字纯理论推算，并无临床数据支持，亦不代表推荐大家都吃到这个数。

最新的一项综述研究显示，对患有糖尿病或糖尿病风险增高的人群（糖尿病前期、胰岛素抵抗或代谢综合征的人群），每周 6~12 个鸡蛋的摄入量并不改变血脂各项指标和血糖水平，也就是说，并不升高这些人发生心血管疾病的风险。所以，即使对于这一类已经具有心血管疾病高风险的人群，每天也是可以放心地吃 1~2 个鸡蛋的。

对正常人群，具体鸡蛋黄的摄入量，指南未提出限制，各专业协会亦未给出明确推荐。

对于已患有心脑血管疾病的患者，虽然最新膳食指南取消了对胆固醇的限制，但也并不鼓励这类人群大量地进食胆固醇，对于鸡蛋黄，仍以低进食为佳。

总而言之，如果你不胖，能够保证每日健康饮食，那就放心地把鸡蛋黄吃下去吧！

我们每天可以吃几个蛋黄哦？

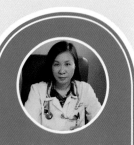

肖丹华，1997 年毕业于北京协和医学院八年制临床医学专业，医学博士。美国哥伦比亚大学营养学博士。现任美国大西洋医疗系统营养代谢中心专科医生。

高血脂患者大吃大喝会怎样

■ 尚云鹏

　　每当临近节日，面对令人垂涎欲滴的食物，再加上身边数个吃货的撺掇，您一定已经准备好大吃大喝了吧。

　　过完节，一般正常人群也就哀叹几声"又重了三五斤"，可原本就患有高脂血症的人呢，估计一定在担心会不会血脂又高了，会不会带来什么风险，后悔不该一时抵抗不住诱惑！

　　既然知道事后一定会后悔，我们还是看看短时间的饮食对高脂血症患者到底有什么危害吧，做到心中有数，相信下次再面对美味的食物时，您一定能控制住自己。

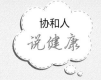

高脂血症指的是体内的血脂水平过高，可直接引起一些严重危害人体健康的疾病，如动脉粥样硬化、冠心病、胰腺炎等。

血脂主要包括两种，甘油三酯和胆固醇，所以高脂血症也就包括三种情况：高甘油三酯血症、高胆固醇血症和混合型高脂血症，怎么分的？看名字就知道了。

如果您是高甘油三酯血症，不要怀疑，不要侥幸，大吃大喝过后，您血里的甘油三酯水平一定高了，饮食及饮酒对血甘油三酯水平的影响是肯定的。那么会有什么危害吗？高甘油三酯血症的危害通常主要包括两种：一种是冠心病或者说动脉粥样硬化。与它的兄弟胆固醇比起来，甘油三酯水平对于冠心病和粥样硬化的相关性要小得多，尽管有不少研究证实相关性的存在，但也有研究认为剔除其他因素影响，甘油三酯的水平与冠心病无明显有统计意义的相关性。总之，血甘油三酯升高与冠心病形成或者冠心病患者的全因死亡风险是否独立相关还存在一定争议。

过高的甘油三酯水平可能引起急性胰腺炎

虽然高甘油三酯血症与冠心病相关性有争议，但千万不要庆幸，过高的甘油三酯水平却可能引起另外一种很可怕的疾病——胰腺炎。

胰腺炎，就是胰腺里的消化酶被激活之后，对腹腔里的自身器官开始"消化"引起的炎症，发病往往非常危重，严重的可致命。

医学界已经形成了共识：凡是甘油三酯水平 $\geq 5.65\text{mmol/L}$，就等于进入了"高脂血症性胰腺炎"预防的警戒线，很可能因为一顿暴饮暴食，或者食物过于油腻而引发急性胰腺炎，当甘油三酯水平 $>11.3\text{mmol/L}$ 时，引发急性胰腺炎的可能性极大。

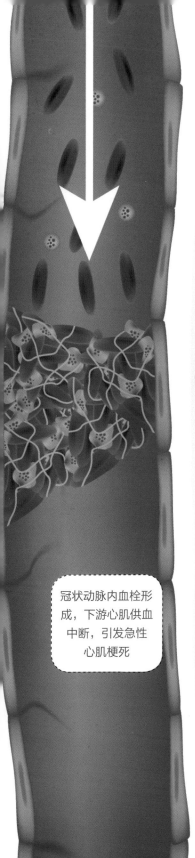

冠状动脉内血栓形成，下游心肌供血中断，引发急性心肌梗死

高甘油三酯血症性胰腺炎以往被认为是少见的临床类型，约为 4%~7%。近年来高甘油三酯血症在急性胰腺炎病因构成比中上升至第 3 位，约为 12.6%，成为继胆源性和酒精性病因之后的第三大急性胰腺炎的常见病因。

如果高甘油三酯血症患者大吃大喝了，没有腹痛的症状，那么恭喜，你逃过了一劫。但是一次能逃过，不代表次次能逃过，高甘油三酯血症患者还是必须要抵抗住大吃大喝的诱惑。

大吃大喝与心脏事件

如果您已经被诊断为高胆固醇血症的，那就要小心了。早在 20 世纪 60 年代，美国 Framingham 心脏研究就证实了高胆固醇血症与缺血性心血管疾病发病风险密切相关，总胆固醇水平越高，发生心血管事件风险越高。胆固醇，尤其是低密度脂蛋白胆固醇，是导致包括冠心病在内的动脉粥样硬化疾病的主要原因，这一点已经被众多临床和基础研究所证实。努力将人体循环中胆固醇水平降低到足够低的水平以减少发生心血管疾病风险已经成为共识；反之，胆固醇的升高可能增加心血管疾病的风险。

志忑了？别急，好消息是，一时的饮食摄入胆固醇过多未必就一定造成血中胆固醇浓度的升高。血液中胆固醇来源有两种途径，一是由体内肝脏与外周组织生物合成，称为内源性胆固醇，是人体内胆固醇的主要来源，约占 70%~80%；二是通过饮食摄入，称为外源性胆

199

固醇，约占 20%~30%。可见饮食摄入的胆固醇在其中占相对比较小的部分。此外，别忘了人体是会调节的，当食物中胆固醇摄入量太高，人体会通过各种机制降低肠道中胆固醇的吸收率，还会反馈性地抑制自身胆固醇的合成，增加胆固醇的排出。所以在较短的时期内，胆固醇摄入量增加不一定直接反映血液中胆固醇水平的升高。

近年亚洲进行的一项 HIJ-PROPER 研究，观察了两组人群，在抑制胆固醇合成药物的基础上，一组加用抑制肠道胆固醇吸收药物，一组不加用，结果没有观察到加用抑制肠道胆固醇吸收药物对预防心血管事件有显著的有益影响，可见食物中胆固醇摄入量与心血管疾病发病风险的关系并不明确。但这个研究同时观察到，对于胆固醇吸收水平高的患者，抑制肠道胆固醇吸收药物是有益的。所以如果觉得自己吸收能力强的，还是老老实实控制饮食吧！想知道怎么看自己胆固醇吸收水平高不高？HIJ-PROPER 研究用的是检测谷甾醇的指标，很遗憾，基本没什么医院会常规开展这项检测。

总之，如果您血脂高，如果已经大吃大喝了，也无须过度担心，冰冻三尺非一日之寒，对于血脂的控制需要长期的良好生活习惯的养成，听医生的建议，管住嘴，迈开腿，坚持合理用药是控制血脂，减少疾病风险的关键。

对于一般健康的人群来说，可以不需要特别去限制胆固醇的摄入，但长期大量摄入胆固醇肯定会增高血液循环中胆固醇的水平，尤其是已经患有高胆固醇血症的患者，更加需要控制饮食中胆固醇的摄入。

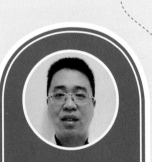

尚云鹏，2000 年毕业于北京协和医学院八年制临床医学专业，医学博士。现任浙江省第一医院心血管内科副主任医师。

关于高脂饮食，不要过分解读

■ 肖丹华

最近几天被一篇具有颠覆性的文章刷了
屏，各医疗圈里都在讨论，连老妈都问我说：
"我们以后是不是该高脂饮食了？"

怎么回事？脂肪彻底平反了？五花肉可以
敞开来，想吃多少吃多少了？

Lancet

这轮风波的起因是：2017 年 8 月 29 日，英国权威医学杂志《柳叶刀》发表了两篇来自于同一个团队的大型流行病学观察研究（PURE）的结果。这一研究由加拿大的学者领导，通过问卷调查的方式，调查了全球五大洲高中低收入共 18 个国家 35~70 岁的成人 135 335 人，随访近十年，了解他们饮食中的各种营养要素的摄入情况，以及他们患心血管疾病、高血压、卒中、心力衰竭及各种原因所致死亡的情况，并通过统计学的方法，试图发现饮食与上述疾病之间是否有相关性。

需要特别指出的是：这种观察性质的流行病学研究方法，不同于采取干预手段的临床实验，它只能发现是否有相关性，而不能确定因果关系。

一篇论文研究的是饮食中蔬菜、水果及豆类的情况。研究发现：每天 3~4 份的蔬菜、水果及豆类（约 375~500g），与非心血管病的死亡率及总死亡率的降低显著相关。也就是说，多吃蔬菜、水果及豆类，对身体健康具有保护作用。这一结果与已知的健康观念相符，无甚争议。

另一篇论文却引起了轩然大波。这一篇研究的是饮食中脂肪和碳水化合物的摄入与上述疾病的情况。研究发现：高碳水化合物摄入与总死亡率的风险增加相关，而高脂肪的饮食与总死亡率的风险降低相关。研究更进一步指出：总脂肪、不同脂肪类型与心血管疾病、心肌梗死或心血管疾病死亡率无关，而饱和脂肪酸摄入与脑卒中反而呈负相关。

这一结果颠覆了人们心中长期的"脂肪有害""低脂饮食更健康"的观念，迅速在网络疯传，国内国外的网站上都有了许多报道，此中不乏断章取义，或者过分解读，喜欢五花肉的欢欣雀跃，鼓吹极低碳水化合物的有如打了兴奋剂，而部分反对人士也极端地说，《柳叶刀》发表的就是篇垃圾论文。

这篇文章本身并没有什么错，也不是垃圾文。错的是媒体为博眼球的断章取义，错的是人们在甚至未了解原文到底说的是什么之前就急于得出一个极端结论！

我们先来看看文章中所说的"高碳水化合物饮食""高脂饮食"到底是个什么概念吧？

文章把人们饮食中碳水化合物的摄入根据占每日总热量的比例分为五大组，最低组为46.4%，最高组为77.2%。

脂肪的摄入也根据比例分为五大组，最低组为10.6%，最高组为35.3%。注意，目前中国居民膳食指南推荐的每日脂肪摄入量为总热量的20%~30%，美国的推荐量是20%~35%。所以，所谓"高脂饮食"，脂肪比例为35%，是膳食指南推荐的上限脂肪量，并不是50%、70%，更不是五花肉无节制地吃！

最高碳水化合物组，碳水化合物占到每日总热量摄入的77%，也意味着饮食中另外两种重要营养元素蛋白质和脂肪的比例加起来才23%，也就是说，这一组人每天以淀粉类主食为主，很少吃鱼肉禽蛋类。这些人极有可能来自于低收入国家的贫困人群，营养不平衡，蛋白质及脂肪营养不良。

我们的每一个细胞的细胞膜都是由双磷脂构成；我们人体需要两种必需脂肪酸，机体不能自身合成，必须从食物中获得；饮食中脂肪的长期缺乏，也会造成脂溶性维生素和多种微量元素的缺乏，造成人体功能紊乱，影响身体健康。

蛋白质对人体的重要性众所皆知，生长发育、细胞功能、伤口修复、免疫抗体等，所有的生命过程都离不开蛋白质。脂肪对人体的重要性却被大大忽略了，人们只记住了"脂肪有害"，却忘了，我们人体同样离不开脂肪。

因此，高碳水化合物组总死亡率的风险增加，焉知不是由于蛋白质和脂肪营养不良、微量元素缺乏、免疫力低下导致的其他疾病增加所致？又或者与他们的低社会经济状况、低卫生医疗条件有关?

最高碳水化合物组,与最低脂肪组的人群,可以想见有很大部分的重合。因此,将符合膳食指南的所谓"高脂组"与脂肪摄入严重不足的"低脂组"相比,所观察到的总死亡率的下降,与其解读为"高脂饮食使总死亡率下降",不如解读为"过低脂肪饮食使总死亡率的风险增加"更科学。

文中"低碳水化合物"的两组,碳水化合物的摄入量分别为46.4%及54.6%;文章最后的推荐也是:适量的碳水化合物(50%~55%),可能比极高或极低的比例更合适。这也与许多国家的膳食指南推荐相符(中国膳食指南的推荐为50%~65%,美国为45%~65%),而不是一些媒体歪曲解读的极低碳水化合物饮食(低于25%),甚至更低的生酮饮食。

关于脂肪与心血管疾病的关系,这篇文章中的研究并未发现不同类型

那么,回归正题——我们到底要怎么吃?

体重正常人群

按照膳食指南的推荐,营养均衡,食物多样化。具体是:

☀ 碳水化合物50%~65%,脂肪20%~30%,蛋白质10%~15%。

☀ 多吃不饱和脂肪酸(鱼类、坚果、植物油等),饱和脂肪酸应少于10%(肥肉、动物油、油炸食品等)。

☀ 多吃蔬菜、水果及豆类,每天3~4份(375~500克)。

必须纠正许多人的一个错误观念,多吃肉 ≠ 多吃脂肪。瘦肉以蛋白质为主,50g瘦肉中脂肪含量仅为0~5g,但50g肥肉中脂肪含量却高达13g或更多,且以饱和脂肪酸为主。所以,多吃瘦肉 = 多吃蛋白质,值得鼓励(肾病患者除外);多吃肥肉 = 多吃蛋白质 + 多吃饱和脂肪酸,要限制。

体重过重/肥胖人群

参照美国肥胖医学会2013年的指南,三大营养要素的比例调整为:

☀ 碳水化合物减少到25%~40%,蛋白质增加到25%~30%,脂肪保持不变(20%~30%,已包含在所食鱼肉禽蛋类中),饱和脂肪酸少于10%。

☀ 蔬菜、水果可增加至餐盘份量的50%。

☀ 每日总热量摄入要限制(保持能量负平衡)。

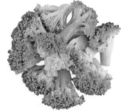

的脂肪与心血管病的发病率或死亡率相关。其实，这一研究团队还同时在《柳叶刀》旗下的一个子刊《柳叶刀-糖尿病与内分泌学》发表了第三篇论文，研究饮食中的各营养元素与血脂及血压的关系。

研究发现：高脂饮食与血清总胆固醇、低密度脂蛋白胆固醇（LDL）和高密度脂蛋白胆固醇（HDL）水平均呈正相关，与血清甘油三酯水平呈负相关；高碳水化合物饮食则正相反；高脂、高饱和脂肪酸、高碳水化合物均与血压呈正相关，而高蛋白饮食则与血压呈负相关。用碳水化合物取代饮食中的饱和脂肪酸，上述脂质指标变坏；如果用多不饱和脂肪酸取代饱和脂肪酸，则心血管疾病的一些危险指标（如血压和LDL）均有改善。上述结果因与既往研究结论相似且不具"轰动效应"，子刊影响力有限，故这篇论文受到较少的关注。

体重过轻 / 营养不良人群

☀ 每日总热量摄入要增加（保持能量正平衡）。三大营养要素，碳水化合物、蛋白质、脂肪，缺一不可；可以适当增加脂肪的比例到30%~35%（脂肪为高热量食品，能更有效地提高每日总热量摄入）；多吃不饱和脂肪酸（鱼类、坚果、牛油果、植物油等），饱和脂肪酸应少于10%（肥肉、动物油、油炸食品等）。

☀ 餐间增加高热量的健康零食。

总而言之，饮食应营养均衡并多样化，任何形式的极端饮食都是不科学的，将有损健康！

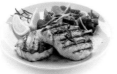

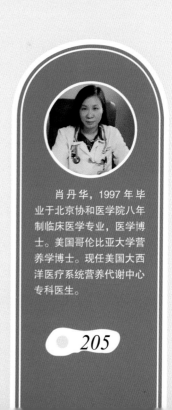

肖丹华，1997年毕业于北京协和医学院八年制临床医学专业，医学博士。美国哥伦比亚大学营养学博士。现任美国大西洋医疗系统营养代谢中心专科医生。

"三高"标准变了吗

■ 肖丹华

我亲爱的高血压高血脂高血糖的"三高"老爸转了篇"最新消息"给我：说是"三高"有了新标准，过去的"三高"按照"新标准"来看，已经不算高了。

看到这条信息，我都可以想象，平常吃药主要看心情的老爸，这下更有理由不好好吃他的降压降糖药了，保不准一高兴，还多吃三块西瓜，"反正按照新标准，我已经全部正常了！"

这一放松，血糖可不是 8.5 可以打住的，血压升到一百六七更危险，我不得不向老爸大喝一声：

那是假的！

至于我判断"新标准"是假的的理由，且听我来仔细分析分析。

高血压

正常成人的血压应该低于 120/80mmHg；三次不同日期测量血压均超过 140/90mmHg 的人，可以诊断为高血压；血压值介于两者之间的，称为高血压前期。

对老人来说，血压控制标准可以放松到低于 150/90mmHg，并不代表一百六七就可以。事实上，有研究表明，40~89 岁的高血压患者，其收缩压每升高 20mmHg，舒张压每升高 10mmHg，他们因缺血性心脏病和卒中去世的风险就翻倍。

所以，老人标准稍放宽，不代表可以任意放松到一百六七甚至更高。

虽然高血压中大家更关注的是收缩压（也就是平常所说的"高压"），但舒张压（"低压"）也很重要，它反映的是血管壁的弹性和硬度。舒张压高也是导致脑出血、脑梗死的重要原因。

因此，针对高血压的控制，除了收缩压，舒张压的控制也很重要！

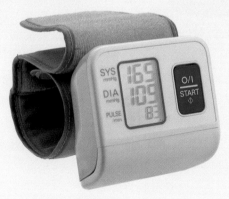

高血压的控制标准

☀ 根据美国医学协会 2014 年的高血压治疗指南，对于高血压的患者，血压应控制在 140/90mmHg 以下（医学界从来没有要求过血压必须低于 120/80mmHg，这是一个误传）。

☀ 对于糖尿病、肾脏病、病情稳定的冠心病及脑血管病患者，血压应控制在 130/80mmHg 以下。

☀ 对于 60 岁以上的老人，确实需要考虑到因血压过低可能造成的晕厥或摔倒，2015 年对该年龄段老人血压控制的标准调整为低于 150/90mmHg。

总结

无其他基础疾病的老人，血压应低于 150/90mmHg；有糖尿病、肾脏病、心脑血管疾病的老人，血压应低于 130/80mmHg。

高血糖

正常成人，空腹血糖不超过 5.5mmol/L，餐后 2 小时或任意时间血糖不超过 7.8mmol/L，糖化血红蛋白（衡量过去 3 个月血糖情况的一个血液指标）不超过 6.0%。

如果至少 2 次以上空腹血糖超过 7.0mmol/L，餐后 2 小时或任意时间血糖超过 11.1mmol/L，或糖化血红蛋白超过 6.5%，则可诊断为糖尿病。

介于两者之间的，称为糖尿病前期。当血糖低于 3.3mmol/L 时，称为低血糖。

年轻人，如果糖尿病患病时间短，只需要改变生活方式或采用一种降糖药物来控制血糖水平。对于那些尚无心血管疾病且预期寿命较长的糖尿病患者，可更严格地控制血糖，糖化血红蛋白应小于 6.5%，相当于平均血糖水平不超过 7.8mmol/L，这样可以更好地降低未来患心血管疾病的风险。

如果过去有过严重的低血糖反应，糖尿病患病时间长，需要采用多种降糖药物联合应用来控制血糖。有严重心脑血管疾病或其他疾病，预期寿命不长的糖尿病患者，血糖的控制可放松到糖化血红蛋白小于 8.0%，相当于平均血糖水平不超过 10.1mmol/L。

糖尿病患者血糖控制范围

根据美国糖尿病协会 2016 年的指南，一般成人血糖控制：

☀ 糖化血红蛋白应小于 7%，相当于平均血糖水平小于 8.6mmol/L。

☀ 餐前血糖应在 4.4~7.2mmol/L 之间。

☀ 餐后 1~2 小时血糖峰值小于 10.0mmol/L。

高血脂

既然高血压、高血糖都说了，那不妨也来说说"三高"中的高血脂。

血脂的检查包括甘油三酯、总胆固醇、高密度脂蛋白胆固醇（HDL，俗称"好胆固醇"）和低密度脂蛋白胆固醇（LDL，俗称"坏胆固醇"）等各项指标，其中任何一项或多项指标异常，都可称为"高血脂"或"血脂异常"。

患心血管疾病的风险因子包括：吸烟、高血压、糖尿病（算2个风险因子）、体重超重或肥胖、心血管病家族史、年龄（男性>45岁，女性>55岁）、HDL<1.0mmol/L。如果HDL>1.55mmol/L，则减去1个风险因子。

☀ 身体健康，风险因子为0或1的：LDL应小于4.1mmol/L。

☀ 风险因子为2的（不包括糖尿病）：LDL应小于3.4mmol/L。

☀ 风险因子大于2，或者已经患有糖尿病、心血管疾病的：LDL应小于2.6mmol/L。

最后，教大家几个快速分辨网络传言真假的妙招：

首先，最新的医学消息，一定是由专业医疗机构的官方网站发布的，如果这类消息是由一些莫名其妙的网站发布，或者在专业医疗机构的官方网站检索不到，那就基本可以判定为不靠谱！

其次，凡是写着"美国"如何如何、"世卫组织"如何如何，打着个大名头却语焉不详的，一般都是挂羊头卖狗肉，基本不可信！

最后，祝所有的爷爷奶奶父母亲戚以及好朋友们都能提高分辨网络谣言的能力，身体健康，快乐生活！

正常血脂的标准

☀ 甘油三酯<1.7mmol/L。

☀ 总胆固醇<5.18mmol/L。

☀ HDL（好胆固醇）：男性应≥1.0mmol/L，女性应≥1.3mmol/L。

☀ LDL（坏胆固醇）：根据患心血管疾病的风险来决定其LDL的理想水平。

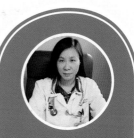

肖丹华，1997年毕业于北京协和医学院八年制临床医学专业，医学博士。美国哥伦比亚大学营养学博士。现任美国大西洋医疗系统营养代谢中心专科医生。

减肥的是是非非

■ 郑西希

对于一个全职工作又要控制体重的人来说，对于减肥总是特别敏感，又充满困惑。今天我们就来整理一下关于减肥的是是非非。

流言 1：体重是由基因决定的，有人天生吃不胖而有人喝凉水都长胖

肥胖确实有基因的成分，比如先天缺乏瘦素的小鼠，它们进食明显增多并且导致严重肥胖。人类中也有一些遗传疾病会让体重控制机制出问题，从而导致肥胖，但是这只是极少数情况。

对于大多数人，体重是基因和环境因素共同作用的结果，而且研究显示通过改善环境和生活方式治疗肥胖可以达到和使用药物类似的疗效。

从 20 世纪初到现在，肥胖的比例是明显上升的，而人类的基因并没有太大的改变，改变的只是环境因素，更加说明了后天生活习惯和环境对于体重的影响非常大。

流言 2：热量逆差是可以简单叠加的

减肥和能量差有关，摄入＜消耗就会出现逆差，但是逆差是不能简单叠加的。

做一道简单的数学题：每天多消耗 100kcal，一年可以多消耗 36 500kcal，每斤脂肪是 4500kcal，所以一年可以减 8 斤脂肪，5 年可以减 40 斤脂肪。但是实际上在临床试验中看到的是，每天少吃 100kcal，5 年大约能减 9 斤，和预计的相差甚远。

这是为什么呢？

这是因为身体会通过各种方法拒绝改变，降低基础代谢，努力将体重控制在稳定的调定点，导致所减的体重不是简单的叠加。

少摄入的能量也不会完全减在脂肪上，也会流失肌肉等瘦体重，所以能量逆差≠减掉的肉肉。

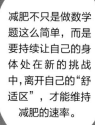

减肥不只是做数学题这么简单，而是要持续让自己的身体处在新的挑战中，离开自己的"舒适区"，才能维持减肥的速率。

211

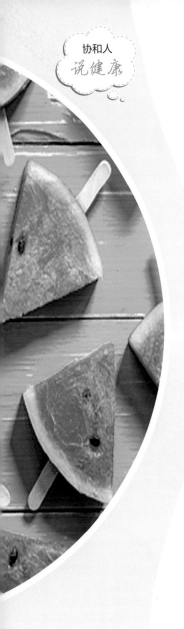

流言 3：减肥 = 多吃蔬菜和水果

很多人提到减肥的第一反应就是吃草，还有吃水果、喝果汁代餐之类的。

蔬菜和水果本身是有益健康的，大多数健康的食谱也都推荐每天摄入几份蔬菜水果，之前强烈推荐的"地中海饮食"也是一样，但是如果不在其他行为和生活方式上做改变，比如在摄入很多主食的同时还吃大量的蔬菜水果，或者仍然持续静坐的生活方式，那么单凭蔬菜水果本身是无法减肥的。

而且水果和蔬菜还有点区别，水果中的糖分含量较高，而升糖指数是吃某种食物后血糖升高的速率，很多水果的升糖指数很高，特别是热带水果，菠萝、荔枝、芒果、木瓜等，升糖指数都达到 60 以上（纯葡萄糖是 100）。

与水果不同，果汁是把水果中的糖分提纯而弃去了膳食纤维部分，果汁的升糖指数普遍比同种水果高出 20 左右，所以只喝果汁的代餐不一定能减少热量摄入，升糖指数还会更高，让你合成脂肪更多、饿得更快。

流言 4：要想减肥一定要低脂

减肥 ≠ 低脂，这是近几十年营养学研究的一致结果，数不胜数的实验证实低脂肪膳食的减肥效果并不是最好的，而且"地中海饮食"的脂肪含量占 37% 左右，就比普通膳食高，它却是最健康的饮食之一。

减肥就是要减少脂肪是最根深蒂固的错误观念之一。

有人的想法是吃什么长什么，多吃脂肪就长肥肉，这是不对的。所有的食物，不论脂肪、糖、蛋白质，都是要经过消化吸收后成为最基本的小分子才被吸收的，98%的胆固醇是内源合成的，而不是从食物中直接获得。多少热量会储存为脂肪是由热量平衡和激素调控的。

另外一些人的想法更有道理一些，脂肪 1g=9kcal，而糖类 1g=4kcal，脂肪能量密度高，所以吃多了更容易胖。

这是没错的，但是脂肪的升糖指数低、消化所需时间长，所以只要适量、搭配得好，脂肪也是减肥利器，况且健康的脂肪（橄榄油、深海鱼、坚果）含有更高的不饱和脂肪酸，对心血管疾病有益。

随着"低脂"概念的流行，很多食品企业会利用"低脂"作为卖点，低脂酸奶、低脂饮料比比皆是，但细看食品标签，这些"低脂"的食物，糖的含量超高，并且有很多增稠剂、着色剂，这些合成食物反而是减肥的大敌。

流言 5：运动会让我变壮，减肥只要节食不运动

运动本身消耗的能量比起运动后的那顿大餐可能微不足道，跑步 30 分钟或者 4~5km 消耗大约 250~300kcal 的热量，相当于 5 块巧克力饼干。很多人认为运动了就可以多吃一点零食，这样肯定是不能减肥的。

但是运动的好处不止限于当时消耗的那点热量。

运动是一种很好的减压方式，比起坐在电脑前吃零食更为健康，且多种研究证实运动对于心血管健康、骨骼健康有益。

同时，运动（特别是抗阻运动，也就是我们日常理解

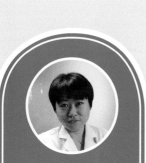

的力量训练）还利于肌肉生长，更多的肌肉本身就可以帮我们消耗更多的热量，增加基础代谢，更容易瘦下来，人看着也更紧实。

女生不用担心肌肉过度增加，女生只有很少的雄激素，想长肌肉非常困难，以我们日常的运动量，根本不用担心维度过大，很多专业运动员每天专门训练还很难达到呢。

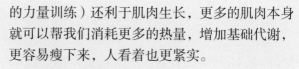

流言 6：运动 30 分钟以上才能消耗脂肪

很多人认为需要运动 30 分钟以上才能消耗脂肪，所以减肥一定要做缓慢的有氧运动。这个流言已经没办法追溯源头了，只能郑重澄清，这是完全错误的。

从运动开始的第一分钟就是糖原和脂肪混合供能，虽然运动时间越长，脂肪供能的比例越高，但也只是从 50% 上升到 60% 这样一点点的差别。并不是运动一过了 30 分钟就开始奇迹般地只消耗脂肪了。

那么哪种运动利于减肥？是有氧运动（强度低时间长），还是力量训练（爆发式抗阻力运动）呢？

在运动生理界的共识是，HIIT（短时间高强度＋爆发式抗阻力运动）最利于燃脂，这类运动虽然总时间不长，但是可以产生运动后燃脂效应。

如果早上练几组 HIIT，可以让一天的基础代谢率升高，持续减脂。但是 HIIT 运动后会有很强的饥饿感，所以记得不要吃太多零食哦。

郑西希，2014 年毕业于北京协和医学院八年制临床医学专业，医学博士。现任北京协和医院内科住院医师。

孕期 X 线检查，是健康宝宝的杀手吗

■ 郁琦

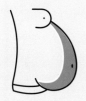

相信不少医生同道碰到过不少这样的孕妈妈：双目含泪，心急如焚，一进来就哭诉自己不久前意外做过的 X 线检查，事后才知道当时已经怀孕。这时候脑袋里不断滚动播放的都是放射科医生说的："X 线检查后半年至一年内不建议怀孕"。慌忙去上网一查：孕期放射线接触容易造成胎儿畸形、流产、死胎等文章、观点一下子涌入眼中。

那么，孕期有意或无意的 X 线检查，真的有传说中如此大的杀伤力吗？

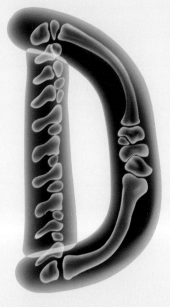

妊娠期辐射暴露

妊娠期进行 X 线检查的风险并不是一成不变的，它与孕周和辐射剂量都有相关性。

孕周

孕早期高剂量电离辐射（>1Gy）有导致胚胎死亡的风险。辐射暴露对于孕周的不同阶段影响也不尽相同，孕 8~15 周时辐射对中枢神经系统的影响最大。

辐射剂量

较高剂量辐射可导致胎儿出生缺陷、生长受限及智力障碍等。辐射剂量低于 50mGy 时，并没有报道表明存在生长受限、胎儿畸形以及流产等风险。

妊娠期辅助检查

B 超

众所周知 B 超检查没有辐射风险，其安全性是广大民众较为信任的。超声检查在整个孕期被认为是安全的，仍应作为妊娠期影像学检查的首选方式。

MRI 平扫 + 增强

MRI 检查也没有辐射风险，MRI 平扫的安全性比较确定。尽管 MRI 检查并无辐射危险，但临床中为了看清楚病变及组织的相互关系，常常需要用到 MRI 增强检查。

MRI 增强检查就需要用到造影剂。现在临床中最常用的便是钆剂。钆剂也并无辐射，但钆剂是水溶性，可以穿透胎盘进入胎儿循环。游离的钆具有毒性，尽管临床上使用的是其螯合物，但高剂量及重复剂量的钆剂仍具有致畸性。因此对妊娠期女性进行MRI增强检查需要进行评估，只有在经过临床医生评估利大于弊的情况下才使用。

X线检查

目前认为，胎儿在小于50mGy的辐射暴露中，并没有报道存在明显的胎儿流产、胎儿出生缺陷等风险。现在临床中绝大部分的诊断性X线检查的剂量范围远低于50mGy。

临床中进行胸片检查，宫内胎儿吸收剂量若要达到50mGy，需要进行1250次的照射。临床中进行腹部X线检查，宫内胎儿吸收剂量若要达到50mGy，需要进行20次的照射。当然这并不是说明孕期可以无限制地进行X线检查暴露，只是从侧面说明了一件事情：孕期进行普通的X线检查，胎儿的辐射暴露剂量是很小的，即使增加风险，这种风险也不是大家想象中那么高的。

CT

胎儿辐射暴露取决于扫描的部位、扫描的精确度（即扫描层数）。比如孕妇进行头部CT检查，胎儿的辐射剂量只有0.5~10mGy；若进行腹部CT检查，胎儿的辐射剂量可达到25~30mGy；但是若进行盆腔CT检查，则胎儿的辐射剂量可高达50mGy。因此若必须进行盆腔CT检查，应与放射科医生及技术人员充分沟通，在不影响检查效果的情况下，尽可能减少辐射剂量。

CT增强检查常被用来进一步明确诊断，需用到造影剂——泛影葡胺。目前动物试验及人类研究并无明确的报道说明泛影葡胺对于胎儿的具体损害，因此临床中如果存在明确的指征，不应拒绝使用CT平扫＋增强检查，但需充分权衡利弊，慎重使用。

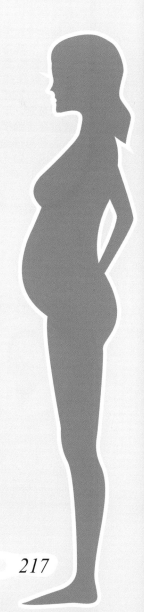

总而言之，在孕妈妈的眼中，宝宝的健康重于一切。然而在医生的眼中，孕妈妈和宝宝的健康同等重要。因此在临床中如果经过评估，X 线检查、CT 检查甚至 PET-CT 检查在作为 B 超及 MRI 的重要辅助检查时，孕妈妈应该在正确了解风险之后再行选择，不可以无知无畏地一棍打死。

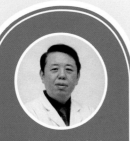

郁琦，1989 年毕业于北京协和医学院八年制临床医学专业，医学博士。现任北京协和医院妇产科副教授，主任医师，博士生导师。

PET-CT

PET-CT 对于肿瘤定性及复发等诊断具有独特的优势，可实现功能显像，其辐射量取决于放射性同位素的物理及生化特征。PET-CT 检查胎儿的辐射剂量范围基本在 10~50mGy 之间。在充分评估后若有临床适应证，告知患者及家属病情后，应"两害相权取其轻"，但应尽量选择对于胎儿危害小的同位素，且在不影响检查效果的情况下，尽可能的小剂量使用。

根据目前的各项指南来看，单次 X 线检查后胎儿的吸收量不太可能对其造成损伤。单次 X 线检查的风险其实是很小的，例如，普通人群中自然流产、畸形、发育迟缓和儿童恶性肿瘤的总危险度约为 286/1000，如果胎儿接受了 5mGy 的辐射量，其不良影响也仅仅增加到 286.17/1000。

因此，美国妇产科医师学会的指南中明确提出，孕期 X 线暴露不是治疗性流产的指征。在临床中，有些孕妇可能由于对辐射暴露心存误解，担心孩子会出现出生缺陷而不恰当地选择终止妊娠。其实对于终止妊娠的建议，Hammer-Jacobsen 早在 1959 年就提出了丹麦规则：如果胎儿吸收的射线剂量超过 100mGy，建议终止妊娠。

孕妇并发某些疾病可对母婴造成严重的不良影响，这些不良影响已经大大超出了低剂量放射性检查所带来的潜在风险。如果放射性检查直接关系到患者进一步的诊断和治疗，临床医生应当毫不犹豫地建议患者接受检查。但是，应尽量避免在受精后 8~15 周进行非紧急的 X 线检查，因为这是胎儿中枢神经系统发育最敏感的时期。

乳腺增生可不可怕

■ 茅枫

　　每次门诊，很多费了九牛二虎之力，通过各种预约渠道挂到号的小家碧玉或者良家妇女，大多数焦躁面孔下面快速蠕动的嘴里冒出的第一句话都是："大夫，我有乳腺增生好多年了，会不会变癌？"

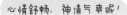
到底什么是乳腺增生

乳腺增生又叫乳腺小叶增生，是女性，特别是年轻女性中最常见的"疾病"（或许，我更愿意用"现象"这个词来定义，因为总觉得它不是病）。

它主要表现为乳腺周期性的疼痛和周期性的包块，可以随着月经周期、心情以及工作压力等因素的变化而变化。

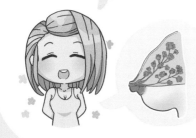
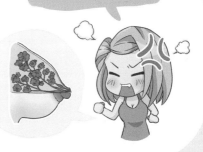

通俗一些说，乳腺就像一个口袋，腺体则好比是一堆面粉，水好比是基质。

随着月经周期雌孕激素的变化，甚至随着情绪的波动，腺体会膨胀；相当于你一激动，面粉放多了；乳腺因此充满了疙瘩，这就是所谓的增生结节。

同时，因为口袋体积有限，面粉多了就会导致体积变大，于是腺体拼命往外挤压，产生所谓的张力性疼痛。

当月经结束后，情绪归于平静，等于是来了一个吃货，偷偷抄起面粉吃掉一些，相对来讲水就比较丰富了。

于是，此时乳房碧波荡漾，没有疙瘩，没有胀疼，只有压力得到释放之后的柔软。

乳腺增生会不会增加乳腺癌的风险

在门诊，很多人担心的是乳腺增生（特别是乳腺不典型增生）会不会增加乳腺癌的风险？

说实在的，从临床的诊断来讲，我还真没听说过乳腺不典型增生这个概念，我只是在病理学上听说过。

所谓的乳腺不典型增生指的是细胞层面上它长歪了，一个个地变成"外星虫族"：不但丑陋，还想通过拼命繁殖来挤占正常细胞的地盘，这是病理学上不典型增生的含义。这种现象属于癌前病变。

乳腺增生只是有人贪心，拼命地在自己的一亩三分地里种了过多的麦子；麦子还是那个麦子，只是过于拥挤了些。

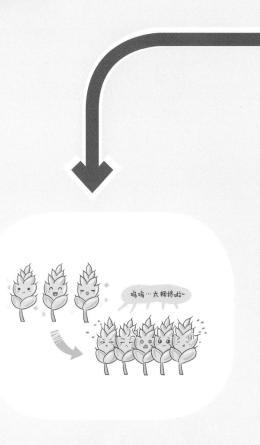

这种增生和乳腺癌没有关系！没有关系！没有关系！乳腺癌的发生，未必需要通过所谓的乳腺增生的阶段！

综上所述，乳腺增生和乳腺癌并没有半毛钱的关系，疼痛也不是肿瘤所致。

至于门诊的诊断，唉，大夫也是人呢，你来看病，总得写个诊断吧，于是写了乳腺增生。

况且，谁能保证自己的腺体就没有多长一些呢？

221

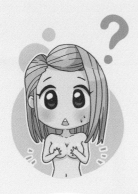

乳腺增生如何治疗

我们对于乳腺增生的治疗，目的并不是为了预防癌变，而是为了缓解疼痛和紧张的情绪。

增生本非病，担心的人多了，也就成了病；所以，增生并没有所谓的"痊愈"。

至于治疗方式，总结了一下：

生活方式的调节：最简单，可也最难。就像我，戒不掉熬夜、戒不掉可乐；还好男性基本不得乳腺增生。

药物：个人观点，能不吃就不吃。因为吃药会提醒你还有这种叫增生的"病"，越想越疼，越疼越想，于是，我们的门诊量就越来越高。

心情：你吃着仙丹妙药，上午吵完架，下午肯定疼。可保持心情愉快，也属于说着轻松做着难的。

手术治疗：除非临床上怀疑合并恶性病变的，我们会建议进行活检以明确有没有不典型增生。

所以，有人问你，今天你增生了吗？你大可以一甩秀发，大声说："我增生，我骄傲！"

茅枫，1998年毕业于北京协和医学院八年制临床医学专业，医学博士。现任北京协和医院乳腺外科副主任医师，副教授。

乳腺囊肿，
生死攸关还是虚惊一场

■ 茅枫

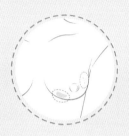

　　众多女性去各种中心体检的时候，经常会被冠上"乳腺囊性增生"的头衔，并被沉痛地告知："乳腺囊性增生属于癌前病变。"于是乎，我们的门诊又有了兴旺的征象。可事实真的是这样的吗？

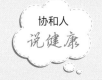
什么是乳腺囊肿

乳腺囊肿，顾名思义就是在乳房里长了一个个泡泡，泡泡里一般会充满了液体，这些液体大多数是腺体或导管上皮分泌的，并没有什么细胞成分。

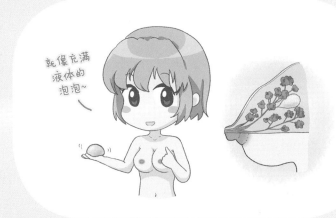

就像充满液体的泡泡~

大部分女性可能更担心的是乳腺囊肿会不会癌变？其实，我在门诊的一句回答是："单位体积的囊肿比单位体积的正常腺体出现癌变的机会还要小。"

为什么？单位体积的囊肿里面都是液体，只有囊肿壁上有一些细胞，所以出现癌变的机会很小，大可不必担心。液体癌变，那是终结者里的液态机器人干的事，我们干不出来。

囊肿是怎么形成的

我喜欢踢足球，球队里有几个野蛮人，脚力强劲，经常一脚把足球的外裹包皮（咳咳，我不是泌尿外科的，别误解）给踢破，露出了里面的内胆。不多会儿，内胆就会从破口膨出，形成一个小泡泡或大泡泡。

同样道理，乳腺管里的压力超过了包裹它的纤维结缔组织的力量，局部就会膨胀，也就形成了囊肿。

囊肿一般都是无痛性的，可单发或者多发，和月经周期关系不大（有时因为囊肿表层的腺体会随着月经周期变化，会被误作为囊肿的变化）。

乳腺B超一般能很清楚地显示囊肿，B超上一般写无回声。大家看到无回声的描述，就可以省掉一次挂号了，嘻嘻。切记切记。

囊肿到底需不需要手术

在门诊，对于囊肿说得最多的一句话就是："只要你没有心理负担，10cm的囊肿和1cm的囊肿都没必要手术。"

讲真，要是长了10cm以上的囊肿，那不相当于乳房上免费放了一个假体，岂不乐死？开个玩笑，事实上除非在定期检查的过程中发现囊壁变厚了、囊腔内挂有肿瘤了或血供变丰富了，才会考虑手术活检的可能性。

所以，长了囊肿别有什么心理负担，就当是免费丰胸了。

PS：亲，形状不保证哦……

茅枫，1998年毕业于北京协和医学院八年制临床医学专业，医学博士。现任北京协和医院乳腺外科副主任医师，副教授。

止疼药，吃了会上瘾吗

■ 麻浩波

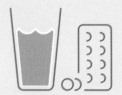

"吃止疼药会上瘾！看看那 ×× 明星，吃药上瘾，现在事业都完蛋啦！"

在日常生活中，我们经常会听见这样那样关于吃了止疼药上瘾的悲剧故事。让大家在心里产生了许多对止疼药的抵触和恐惧。所以有些人，虽然疼，但是不吃药，忍着。

小的疼痛可以忍，但是我遇到过一位马上就要接受一个大的骨科手术的病人，却准备术后拒绝止疼药。这样的痛，可是不能忍的。

另一方面，在美国我也经常看到有的病人平时吃着大量止疼药，普通剂量的止疼药对他的手术镇痛都无效了。

真是两个极端啊！

那么，止疼药到底该不该吃，应该怎样吃？吃止疼药会上瘾吗？

我是一名麻醉医生，就让我来为大家解答关于止疼药的几个问题吧。

啥是止疼药

顾名思义，止疼药是吃了让人减少疼痛的药。但是止疼药只是一个统称。止疼药其实包括好多类，它们有各自不同的作用特点以及副作用。可不是只有吗啡才是止疼药哟。最常见的三类止疼药是：

对乙酰氨基酚

第一类常见的止疼药为对乙酰氨基酚，除了止痛，还可退热。所以有个头疼脑热的，大家经常吃，几乎家家都有。

非甾体抗炎药

第二类常见的止疼药有些拗口，非甾体抗炎药。大家平时吃的阿司匹林、布洛芬、双氯酚酸、洛索洛芬等都属于这一类药。这也是一类非常有效的退热药。

吗啡类

第三类药，就是大家脑海里关注的吗啡类止疼药了。在新闻里常听说的吃止疼药成瘾，往往指的就是它。吗啡类止疼药的止疼效果比起前面提到的两类止疼药，要强大许多许多倍。这也是在手术后往往要服用它们的原因。这类药很多，各有特点。例如常见的吗啡、氨酚羟考酮、盐酸羟考酮缓释、硫酸吗啡缓释，都属于吗啡类。由于这类药会给人带来一定的欣快感，所以长期服用会有上瘾的可能。国家把它们归于管制药品，必须凭借医生的处方才能开药。

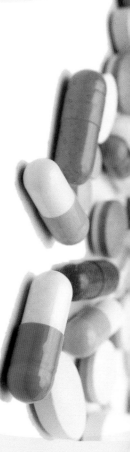

止疼药应该怎么吃

首先，处方药，就要遵医嘱。顾名思义，听医生的。非处方药，要严格遵守药品说明书上的指导。不要吃得过于频繁，或超过一天允许的总剂量。这样就可以避免服药过量引起的毒副作用。

像我们刚刚提到的对乙酰氨基酚类药物，在体内会被分解成对肝脏有极大杀伤力的成分。肝脏在一定时间里，只能代谢一定量的对乙酰氨基酚。若吃得过量，肝细胞无法解毒，自身就会被杀死。当大量的肝细胞被杀死时，医学上就叫**肝坏死**。这是非常危险的情况。病人需要在重症监护病房里接受紧急治疗，严重的甚至要肝移植。所以虽然这类药品是非处方药，也要小心，特别是有肝病的患者。

长期服用非甾体抗炎药，会造成胃黏膜的破坏。强大的胃酸会乘虚而入，造成**胃溃疡**。此外，还会造成**肾功能损伤**，以及一定程度上的**凝血功能下降**。这也是冠心病患者要服用阿司匹林来减少心脏血管堵塞的原因。可是在围术期，服用这类药物一定要遵从外科医生的医嘱。否则，因为吃了这类药而造成术后出血而再次手术可就得不偿失了。除了以上几大方面的问题，我再提个需要注意的细节：有哮喘的病人服用这类药可能造成哮喘加重，所以要避免吃这类药。需要注意的事挺多吧？其实还有更多的细节呢。如有疑问，还是要听从医生的医嘱服药。

吗啡类的药物止痛效果强大，可是它们带来的副作用也很多。手术后病人很疼，当然应该吃这类药。为了减少它的副作用，医生会在给药时仔细地考虑，而且经常会同时给对乙酰氨基酚或非甾体抗炎药。这种复合给药的方式有很多好处，既可以降低吗啡类药物的用量，又可以提高止痛的效果。每类药作用在疼痛的不同方面，加起来的效果绝对是"1+1>2"。吃了吗啡类药物几个最主要的副作用是困倦、便秘、恶心、呕吐，以及尿潴留。医生在给患者开出吗啡类药物的时候，会同时给予通便药来减少便秘的可能。如有恶心或呕吐，医生可以换成其他种类的吗啡类药物或其他类型的药物。总之，发生了副反应，要告诉医生，这样医生可以及时处理。

什么是上瘾

当一个人需要服用越来越多的止疼药来止痛的时候，这是不是上瘾了呢？从医学的角度来说，这还不是上瘾，这只不过是对止疼药产生了耐受。医生可以通过调整给药的种类和方式来减少病人对止疼药产生耐受的可能性。除了吃药，还有许多其他的方法可以用来缓解疼痛。如果疼痛超过 3 个月，那就属于慢性疼痛了。

上瘾的话，那就不是为了止痛而吃药了。上瘾的病人更多的是为了追求吗啡类药物带来的欣快感。他们为了得到药物，会采用各种手段：撒谎、装病、找不同的医生、到街头买药……到了这种程度，他们的正常生活就被破坏了。上瘾也是病，一种慢性病，需要专业医生的治疗和处理。

长期服用吗啡类的止疼药确实有上瘾的可能，但并不是每个人都会上瘾。尤其是有慢性疼痛且需要长期服用止疼药的病人，需要找疼痛专科医生来治疗。非专科医生往往没有足够的疼痛管理经验。疼痛专科医生除了采用药物治疗，还会用综合的治疗方法来治疗疼痛，最大限度地减少药物耐受的可能；能对导致疼痛的病因进行分析和诊断；能够及时发现上瘾的苗头，并及时处理。

慢性疼痛的病人应该找疼痛专科医生诊治，他们是处理慢性疼痛的专家。

229

有痛别忍着

因为怕上瘾而忍着疼痛，不吃药也是不对的。如果您有疼痛，告诉您的医生，如果您害怕上瘾，也告诉您的医生。不控制疼痛会严重影响生活、工作，甚至带来严重的精神问题。比如说，接受膝关节置换手术的病人，如果术后疼痛得不到控制，病人往往不敢进行膝关节运动。几周下来，膝关节就僵化了，又要再以手术治疗。又比如说，癌症病人发生了骨转移，那是非常疼的，合适的药物和疼痛管理，可以让病人参加力所能及的活动，提高生活质量。所以，别害怕止疼药，有疼痛，要找医生诊断治疗。

麻浩波，2000 年毕业于北京协和医学院八年制临床医学专业，医学博士。现任美国哈佛医学院 Beth Israel Deaconess 医学中心麻醉科主治医师。

预防老年痴呆，
吃保健品管用吗

■ 肖丹华

母上发来微信，让我在美国买一款能够预防老年痴呆的神奇保健品。

父母二人，一个教授、一个医生，都已年过八旬，平常爱读书看报，思维清晰、谈吐伶俐。这次母上却说"'居家养老进社区组委会'给我们做了脑电波检查，我的额叶枕叶颞叶脑组织有萎缩，发展下去会成痴呆。我担心我变痴呆了就给家人带来麻烦，自己也活得痛苦，于是就买了三瓶这个'组委会'推荐的'鲨鱼油粉'，据说可以治疗痴呆，而且听说在美国这个已经作为药品使用了，三瓶可以吃半年，半年后复查，总共是3580元。"

唉，一声长叹！身为知识分子的父母，也摆脱不了众多老年人的共性，中了骗子们的招。

人老了，有了这病那痛，自然就开始格外关注健康问题，尤其害怕得老年痴呆。

那我们就来看看，到底什么是老年痴呆？老年痴呆是靠脑电波诊断的吗？老年痴呆怎么治疗，可以预防吗？

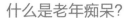

什么是老年痴呆？

老年痴呆，又称老年失智症，是一系列表现为记忆减退或丧失、思维障碍的脑部疾病的统称，最常见的是阿尔茨海默病，占到所有病例的 60%~80%；其他导致痴呆的原因还有卒中、帕金森病、维生素 B_{12} 缺乏、甲状腺功能低下、脑部损伤等。通常意义上所说的老年痴呆，主要就是指阿尔茨海默病。

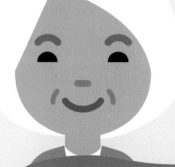

老年痴呆的常见症状有哪些

☀ 记忆减退（尤其是近期记忆），容易忘事（不是一件两件，而是各个方面）。

☀ 思维障碍，一般最先表现在大脑的高级功能方面，如算数、记账等。

☀ 语言障碍，表达困难。

☀ 空间辨识能力下降，在熟悉的地方走丢。

☀ 情绪甚至性格发生改变，比如变得难以理喻、易生气发怒甚至暴躁。

☀ 严重的会影响到吃喝拉撒睡等日常生活的各个方面，丧失自理能力。

老年痴呆的诊断方法有哪些

因为老年痴呆的症状是一系列大脑功能退化的表现，所以它的诊断是临床诊断，由医生根据标准化的检测记忆、思维、分析、综合能力的问卷和量表得分来作出诊断。

许多时候，医生也会让患者去做一些实验室检查，比如抽血查甲状腺功能、血清维生素 B_{12} 的水平，通过头颅 CT 看是否有脑出血或脑外伤，脑部磁共振看是否有脑梗死、脑血管病变等。

这些检查的目的是排除其他原因所致痴呆，但这些检查本身并不能诊断老年痴呆。

老年痴呆的特征性病理变化是大脑皮质萎缩、淀粉样蛋白沉积、神经原纤维变性、大量记忆性神经元丧失。许多人误认为 CT 或磁共振发现有脑萎缩，以后就一定会得老年痴呆，其实并不然。随着年龄的增长，部分脑细胞丢失或死亡，脑组织体积缩小、重量下降，影像学检查表现为脑萎缩，这很正常，许多人并不会有影响日常功能的任何症状，称为"生理性脑萎缩"。发生脑萎缩到底有没有老年痴呆，还是要靠前面提到的临床评估和心理诊断。

脑电波检查是记录脑组织电生理活动的一种方法，主要用于癫痫的诊断，也是研究睡眠中脑组织活动的重要客观依据。其他颅内病变，如卒中、脑瘤等，虽然脑电波也有改变，但并不特异。因此，脑电波不用于其他任何颅内病变的诊断，用来诊断脑萎缩、老年痴呆更是无稽之谈。

老年痴呆能治吗？

老年痴呆，尤其是晚期，严重影响日常生活。但不幸的是，目前并没有特别有效的治疗方法。胆碱酯酶抑制剂和美金刚是最主要的两类药物，但与之相比，家庭、心理支持和行为干预恐怕更重要。

老年痴呆能预防或延缓吗

老年痴呆既然是大脑功能的减退，那么多用大脑，使大脑经常处于积极的状态，将有助于减缓功能的衰退，预防老年痴呆。推荐有：

☀ 多用脑，比如看书、看报、写字、思考、做手工、玩拼图、打牌、下棋、打麻将等。

☀ 多参加社交活动，与人交谈。

☀ 锻炼身体，保持健康。

☀ 降低脑血管病的危险因素，如戒烟、限酒、控制血压，保持体重正常、血脂正常。

☀ 防止摔倒，不从事危险性高的运动、活动。

233

保健品能预防老年痴呆吗

有一些研究显示，维生素 E 作为一种抗氧化剂，可能保护脑细胞免受自由基的损害，能对阿尔茨海默病起到延缓病情进展的作用。因此，部分医生推荐，轻度到中度的阿尔茨海默病患者可以每天服用维生素 E 2000 国际单位；但维生素 E 并不推荐用于其他原因引起的老年痴呆的治疗，也不推荐用于阿尔茨海默病的预防。

另有一些研究显示，维生素 D 缺乏者患阿尔茨海默病的风险增高，因此也推荐老年人常规补充维生素 D。

其他形式的保健品，都没有证据显示对预防和治疗老年痴呆有效，"鲨鱼油粉"更是闻所未闻。

保健品就是保健品，与药品截然不同，绝不可能被美国食品和药品管理局（FDA）批准作为药品来使用。"美国流行""FDA 批准推荐"等字眼都是骗子忽悠人的常用词汇。这些人瞄准老年人市场，针对他们希望身体健康的心理，打着"体检""社区服务"等旗号，用一些不知所云的仪器、检查，说一些模棱两可或者吓唬人的话，最终的目的是让老年人买他们的"神奇"产品。这些产品，不仅无效，有些甚至会损伤肝肾功能，危害身体健康。

老年人孤独、寂寞，守着一台电视度过一天，有时甚至一天也没机会说上几句话，这是导致大脑功能减退、促发老年痴呆的大隐患。多用脑、多参加与人交流的社交活动，是预防老年痴呆最有效的方法。

想孝顺父母的朋友们，与其花冤枉钱买什么保健品，不如多回家陪父母聊天，鼓励陪伴他们多参加各种活动，有益身心健康。

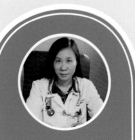

肖丹华，1997 年毕业于北京协和医学院八年制临床医学专业，医学博士。美国哥伦比亚大学营养学博士。现任美国大西洋医疗系统营养代谢中心专科医生。

艾滋病其实并不远

■ 曹玮

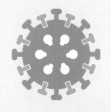

　　艾滋病，是由人免疫缺陷病毒（HIV）引起的一种慢性感染及炎症性疾病。对于普通大众来说，这是个经常从媒体和网络中看到的词。看到这三个字，有些人会觉得恐惧，但更多人可能会觉得离自己很远。

艾滋病离我们很远吗?

其实艾滋病距离我们并不远。全球目前约有 3670 万艾滋病感染者。在我国,目前平均每 10 000 人中约有 8 位艾滋病感染者;此外,还有大约 1/3 的感染者不清楚自己的感染状态。

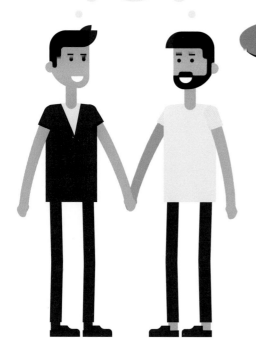

谁是主要的感染者

过去的 5 年里,在我们所熟知的性传播、血液传播和母婴传播三条艾滋病主要传播途径中,性传播已经一跃成为我国新发艾滋病的感染途径 No 1,尤其是我国男男同性人群已经呈现艾滋病高流行态势。其中,15~24 岁在校青年学生的 HIV 感染率正以每年 25%~30% 的水平递增。仅 2017 年北京市 1~10 月新出现的学生病例就达 128 例。除青年人群外,我国 50 岁以上的老年人群 HIV 感染率也在持续增长。这两个高增长人群虽然年龄层次迥异,但具有共同的特点,就是缺乏相关知识、保护意识淡薄。

性传播

血液传播

母婴传播

艾滋病的三大传播途径

什么行为会传染艾滋病

这其实是一个老生常谈的问题。艾滋病病毒的主要传播途径有三条：性接触、血液（静脉吸毒）传播，以及发生在孕期和围产期的母婴传播。

艾滋病病毒存在于感染者的各种体液当中，但是病毒本身非常脆弱，一旦离开人体，生存能力基本降至零。

咳嗽、打喷嚏会不会传染艾滋病？不会。唾液中的艾滋病病毒数量很少，且一旦暴露在空气中就会很快丧失活性，存活时间也不会超过几分钟。此外，完整的呼吸道和皮肤可以确保绝对安全。

废弃针头会不会传播艾滋病？不会。尽管在废弃的血制品中艾滋病病毒的存活时间稍长，但艾滋病病毒保持活性的条件极为严苛，普通外界环境几乎无法实现。因此，通过废弃血制品传播感染的概率基本为零。迄今为止，世界上还没有一例因为被废弃的针头或锐器扎伤而感染艾滋病的实例。不过，共用针头注射可是另外一回事。

蚊虫叮咬会不会传播艾滋病？不会。因为艾滋病病毒迄今只能活在人或黑猩猩的世界里，在蚊虫体内无法存活。

此外，感染者的唾液、眼泪等体液中虽然含有一定数量的艾滋病病毒，但根本达不到进行有效感染所需要的病毒量，因而经由它们传播感染的可能性也几乎为零。

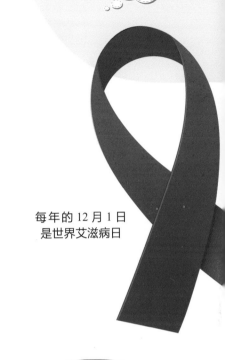

每年的 12 月 1 日
是世界艾滋病日

因此，对于常人而言，日常生活中与 HIV 感染者相处，共同工作、学习和日常礼节性接触，包括拥抱、礼节性接吻、同桌吃饭、接触公共物品、在公共泳池里游泳，都没有任何传染艾滋病病毒的风险。只有当与艾滋病感染者发生了"有效的"体液交换时，才有可能出现感染。

如果万一不小心……怎么办

艾滋病预防，自我防护意识最重要。但是，万一真的主动或者被动地出现了可能的暴露，应该怎么办呢？

艾滋病病毒感染初期，往往没有任何症状；也有少部分人在最初几个星期里会出现低热、乏力、淋巴结增大等与普通病毒感染相类似的不适，而且往往都是一过性的。如果发生了可疑的感染暴露或者暴露后出现了类似的症状，需要警惕有无艾滋病病毒感染的可能。

人体在感染后需要一定的时间，才能产生出足够量的病毒抗体，因此对于普通抗体检测而言，存在感染后的"窗口期"，也就是感染后暂时无法检测到抗体的时期。窗口期的长短取决于每个人自身免疫系统的反应，也与使用检测试剂的灵敏度有关。我国目前常用的艾滋病抗体初筛检测试验，大约在感染后2~4周就可以出现阳性结果。

如果高度怀疑出现了感染，在抗体没有出现的窗口期内，还有没有别的方法可以确诊呢？有。直接检测血液中的病毒最早可以在感染后3~5天发现病毒的踪迹，如果再结合血中T细胞检查的结果，可以实现早期诊断，进而及时治疗。

> 对于每个个体来说，抗体的窗口期可能有长有短，但如果在可疑暴露后3个月时检测仍为阴性，就说明几乎没有感染的可能，不需要再反复检测了。

艾滋病真的很可怕吗

迄今为止，艾滋病还不能被治愈，也没有有效的疫苗，这也是很多人谈"艾"色变的原因。

艾滋病病毒侵犯的主要目标是人体免疫系统的"中枢指挥官"——CD4 T 淋巴细胞，如果疾病发现晚，确实会很快出现病情进展和因免疫力低下所导致的各种感染，死亡率很高。不过，经过全球科学家30多年的共同努力，目前的抗病毒药物有效、安全，已经能够彻底把病毒打压得抬不起头来，成功地将艾滋病从过去的绝症转变为一种可控可治的长期慢性病。简单地说，就是可以像高血压、糖尿病这些慢性病一样，通过长期服用药物来控制病毒复制，延缓病情进展。

艾滋病感染者经过有效的正规抗病毒治疗，完全可以实现和普通非感染人群一样的生活状态，仍然可以拥有自己的工作、婚姻、家庭甚至下一代。如果疾病早期及时治疗、不出现严重并发症，平均预期寿命几乎与普通人群不相上下，生活质量甚至会超过其他很多长期慢性病患者。当然，实现这一目标的重要前提，是终生按时服药、定期就诊复查和监测。

随着越来越多艾滋病感染者接受治疗、寿命延长，他们也有可能会出现一些与艾滋病没有直接关系的慢性疾病，比如动脉粥样硬化、慢性肾病、慢性肝病、肠道肿瘤等。与普通非感染人群相比，艾滋病感染者出现这些疾病的风险会更高。科学家们已经证实，这些疾病的发生与艾滋病病毒也同样脱不了干系。即使治疗后长期被打压的病毒，仍然会让感染者的身体处在慢性炎症状态中，导致各种其他疾病的发病率增高。因此，很多艾滋病感染者不仅仅需要感染科医生和护士的治疗，还有可能需要很多其他科室医生、护士的共同照顾。

感谢北京协和医院感染内科
吕玮教授对本文的贡献

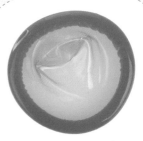

安全套能可靠阻断
艾滋病病毒传播

目前艾滋病虽然已经成为一种可以治疗的慢性疾病，但感染艾滋病病毒后，病毒会悄然损害感染者的免疫功能，让人在不知不觉中罹患各种疾病，甚至威胁生命，传播艾滋病。因此有高危行为的人应定期进行HIV检测，例如男同性恋者、静脉药瘾者、性工作者等。

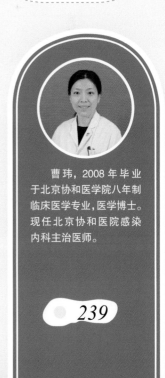

曹玮，2008年毕业于北京协和医学院八年制临床医学专业，医学博士。现任北京协和医院感染内科主治医师。

后记

医者的顶天与立地

■ 马超

"谢谢你，大夫！"

二十年前，也是在这样寒冷的冬日里，一个病人家属对我说。

那个时候我其实还不是大夫，只是个协和外科病房的小实习生。我负责的这位病人因为肝癌住院，主诉是上腹部疼痛，几乎每天晚上在病房值班都能听到她的哀嚎。我能做的，也只有除了每天早晚查房外，额外去多看她几次，有时向她和家属嘱咐一句"如果疼的受不了别硬扛，可以叫大夫给你打止痛针"。没想到就是这句话，让病人和家属感激不尽，虽然她最终治疗无效放弃手术，出院前还特别握着我的手再三感谢。

"To cure, sometimes. To alleviate, more often. To comfort, always.（偶尔能治愈，常常去帮助，总是在安慰。）"不论是在协和医院实习的岁月，还是在耶鲁医学院探索疼痛机制和治疗的年代，以及海归母校任教之后，这段特鲁多医生的墓志铭时时回响在我耳边。生命无常，岁月如梭，当年东单九号院里寒窗苦读的实习生们，现在已纷纷成为了各大医院、医学院和研究所的骨干，每日奋战在病房、手术室、实验室和课堂。忙碌之余，我们也不免经常思索：在这个日新月异、纷繁复杂的世界上，作为协和的毕业生，除了在自己的专业领域尽力做到世界一流，还有什么是我们能做的呢？

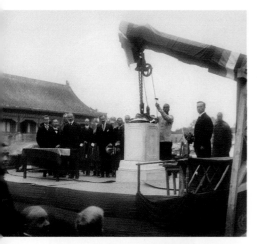

1917 年 9 月北京协和医学院奠基仪式

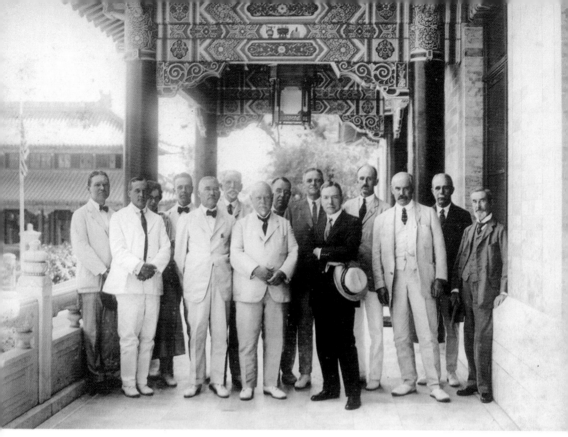

1921年9月北京协和医学院落成及开幕典礼董事会成员合影，前排持礼帽者为小洛克菲勒

"显而易见的是，无论西方医学能为中国提供什么援助，除非它被中国人接管，并成为中国国民生活的组成部分，否则它对中国人民来说用处不大。"

——小洛克菲勒（John D. Rockefeller, Jr.）
1921年9月北京协和医学院落成及开幕典礼致辞

　　东单九号院，是北京协和医学院的所在地，从1917年建立至今已有百年历史。记得当年第一次走进这个校园，只感觉外边东单王府井喧嚣嘈杂的世界一下子安静了下来，眼前只有仿佛满载着岁月积淀的青砖墙、红立柱、琉璃瓦和白玉栏，耳边似乎奏响了庄严悠扬的校歌"PUMC Forever"。九号院北面通过一个长廊连接着同样是矗立百年、至今仍运行良好的协和医院老病房楼，西门两侧的角楼里，林巧稚、张孝骞的铜像在注目凝视；南门外的小礼堂前厅，小洛克菲勒的开幕致辞言犹在耳。东单九号院，既是大师辈出的百年医学圣殿，也是创造奇迹的健康梦想之源。只有来到这里，才能真正体会到为何病人总是说"来到协和，这个病就算是看到头了"；也只有来到这里，才会被每天都有遗体志愿捐献者主动前来登记的日常情景所震撼。

241

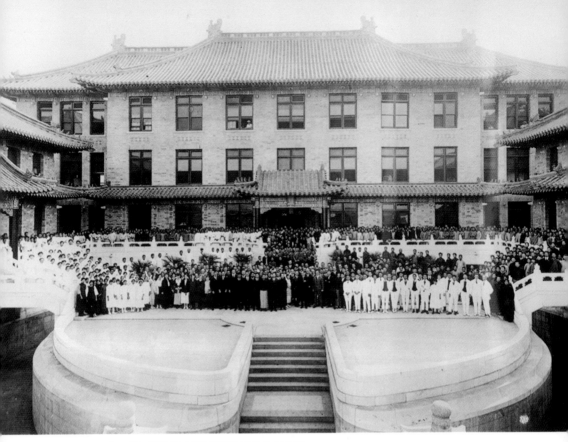

1921年9月开幕典礼时协和医学院全体员工合影

云集的名医教授、顶级的医院和实验室、来自全国各地的疑难病例，使得协和的毕业生向来给人以"眼高于顶"的印象。然而医疗本身是最接地气的学问，服务的对象从来都上至帝王将相下至贩夫走卒。协和最初创办者的目标，绝不仅是用重金堆砌一个高高在上的象牙塔，而是希望这所医学院和医院能够"成为中国国民生活的组成部分"。不知不觉中，协和这个百年品牌早已成为一个符号和一种象征，成为众多医者心中的标杆、无数病患性命的寄托。从某种意义上讲，协和从诞生之日起就不仅顶天、而且立地！记得当年读书时，多少次见到老教授上午用流利的英文在国际会议上与来访外宾交流，中午匆匆去高干病房会个诊，下午就在门诊讲起惟妙惟肖的方言和远道赶来的外地病人聊家常，甚至对当地的风土人情、饮食习俗也都有相当的了解，经常搞得各地病人都坚持认为这位大夫就是自己的嫡亲老乡…在短短几分钟内获得病人的全部信任，成为知心朋友，并非传说中的神话，就是在我上下几届的同学中，有此种才能的也比比皆是。

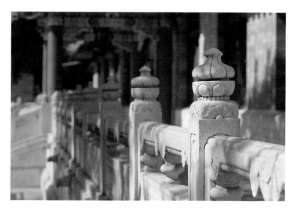
东单九号院的白玉栏

　　中国有近十四亿人口。在每日门诊量上万的北京协和医院，就算每位医生使出浑身解数不吃饭不喝水，一天下来也最多接待不到一百名病人，看上去永远不能满足民众的需求。然而根据大夫们的反映，在这些病人之中大约有一半以上其实并不需要来协和，在基层卫生院就完全可以解决问题。对于很多老百姓而言，宁可想尽办法排队花钱托关系挤到协和去看几分钟门诊，就是不愿意在疑虑中继续忐忑不安地煎熬几天甚至几年。回到家中，看到父母亲友微信群里充斥着似是而非的所谓养生"科普"贴，高中同学隔三差五火急火燎求助挂号咨询病情，真心感觉应接不暇。如何使我们"顶天"的学问可以惠及更多病患？如何让中国大地的更多老百姓获得实用准确的健康知识？如何把自己曾经给门诊病人重复过千百遍的话告诉更多需要的人？至少在我们这群校友的心中，这是一个比申基金、写论文、评职称、拿奖金更具有现实意义的课题。我们清醒地知道，在当前的时代背景下，这可能是个无解的难题，但我们愿意付出时间和心血为之探索和尝试。对协和人而言，健康科普是个人兴趣，是专业延伸，更是社会

1921 年 9 月落成时的北京协和医学院全图

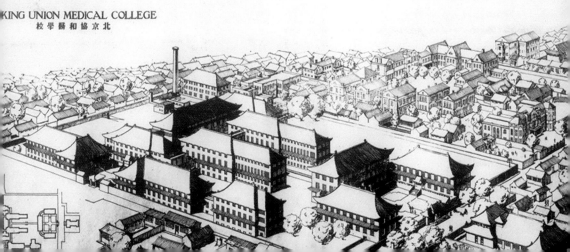

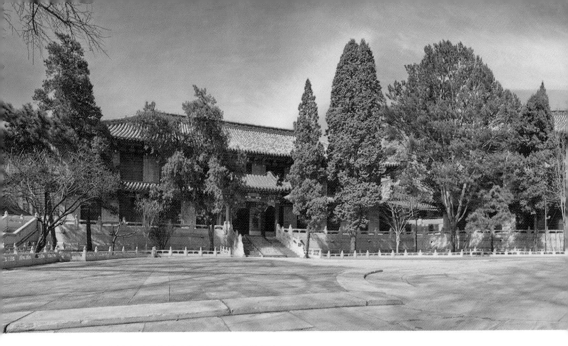

位于东单九号院的北京协和医学院老校园全景

责任。我们用母校所在地"东单九号院"给这个公众号冠名，就是希望读者在我们共同的精神家园中能够收获知识、慰藉与信心。从 2017 年 2 月 1 日开始，创建不到一年来，共发帖一百篇，每篇皆由协和校友和在校学生创作、行内专家审阅把关；至今已有 15 万余人关注，400 多万人次阅读，并被全国数十家媒体、网站、报刊转载。

这是最好的时代，这也是最坏的时代。在当今移动互联网时代的中国，任何一个话题都可能突然被炒作成为热点，转瞬间传遍全国甚至世界各地。东单九号院的每篇帖子平均都有上万次阅读量，最高的甚至超过百万次。曾有医生感慨说："我这一篇的阅读量就顶的上协和医院全院一天的门诊量！"我们清楚地知道，在微信公众号上发帖的责任并不亚于在专业学术期刊上发表论文。在这方面，早一年由协和八年制在校学生创刊的"协和八"微信公众号给我们作出了很好的榜

20 世纪 30 年代，协和毕业生在为民众传播健康知识

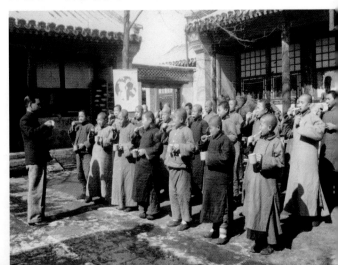

244

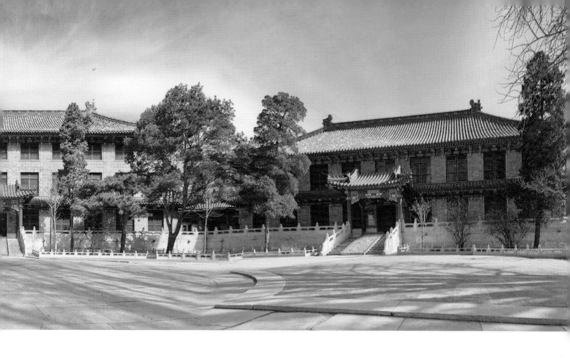

样。从创作、编辑到审稿，一个环节也不能马虎，每个人都秉持"严谨、博精、创新、奉献"的协和精神，绝不容许母校的光环有一点玷污。曾有一篇稿件发布后不久被几位校友专家发现专业术语使用有误，我们编委会紧急商议后决定立即撤稿并知会作者，修改后在公众号上重新发文致歉。没想到这一举动在读者中引发如潮好评。恰逢中国医生被国外杂志大量撤稿的负面新闻曝光，我们这一做法也算是以实际行动来捍卫中国医者的尊严。

承蒙各界关爱，已满一周岁的"东单九号院"微信公众号健康成长，我们编委会全体不胜感激，在此一并致谢。

谨以此书献给母校百年华诞。

中国医学科学院 北京协和医学院教授

马超

2018 年 3 月 10 日

于北京东单三条九号院

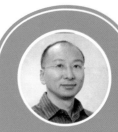

马超，1999 年毕业于北京协和医学院八年制临床医学专业，医学博士。现任中国医学科学院基础医学研究所特聘教授，博士生导师，北京协和医学院教务处负责人。

图书在版编目（CIP）数据

协和人说健康 / 马超，金涛主编 . —北京：人民卫生出版社，2018

ISBN 978-7-117-26276-7

Ⅰ.①协…　Ⅱ.①马…②金…　Ⅲ.①保健–基本知识　Ⅳ.①R161

中国版本图书馆 CIP 数据核字（2018）第 072734 号

人卫智网　www.ipmph.com	医学教育、学术、考试、健康， 购书智慧智能综合服务平台	
人卫官网　www.pmph.com	人卫官方资讯发布平台	

协和人说健康

主　　编： 马　超　金　涛

出版发行： 人民卫生出版社（中继线 010-59780011）

地　　址： 北京市朝阳区潘家园南里 19 号

邮　　编： 100021

E - mail： pmph @ pmph.com

购书热线： 010-59787592　010-59787584　010-65264830

印　　刷： 三河市潮河印业有限公司

经　　销： 新华书店

开　　本： 710×1000　1/16　　**印张：** 16.5

字　　数： 270 千字

版　　次： 2018 年 7 月第 1 版　2020 年 11 月第 1 版第 4 次印刷

标准书号： ISBN 978-7-117-26276-7

定　　价： 59.00 元

打击盗版举报电话：010-59787491　E-mail：WQ @ pmph.com

（凡属印装质量问题请与本社市场营销中心联系退换）

.08检